W0185441

Jurkowitsch, Schröder (Hg.)

Edukation und Kommunikation im Gesundheitswesen

Romana Eva Jurkowitsch, Gerhard Schröder (Hg.)

Edukation und Kommunikation im Gesundheitswesen

Aufgaben – Möglichkeiten – Umsetzung

facultas

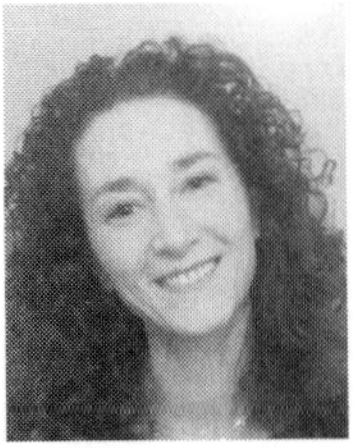

Romana Eva Jurkowitsch, BSc., Gesundheits- und Pflegeexpertin, Pflegepädagogin und diplomierte Gesundheits- und Krankenschwester (SAB Nierenersatztherapie). Bachelorstudium Advanced Nursing Practice (Gesundheitswissenschaften) an der IMC FH Krems (Ö), Schwerpunkt Pflegeentwicklung und Patientenedukation. Seit 2015 Masterstudium Digital Healthcare an der FH St. Pölten (Ö). Mitglied der Sektion BIS – Beratung, Information, Schulung – Deutsche Gesellschaft für Pflegewissenschaft und des Netzwerks Patienten- und Familienedukation in der Pflege e. V. Freiberufliche Referentin an mehreren österreichischen Bildungsinstitutionen und Autorin. Eigene Praxis für die Versorgung von Menschen mit chronischen Wunden sowie Patienten- und Angehörigenedukation.

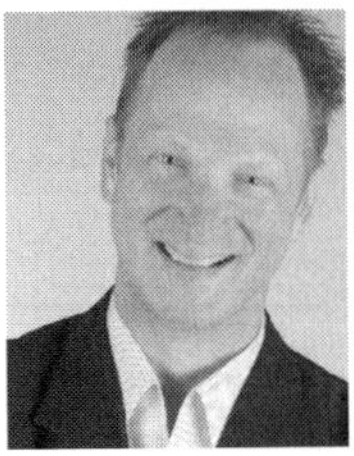

Gerhard Schröder, DKGP, nach der Ausbildung zum Krankenpfleger Fachweiterbildung zur Anästhesie und Intensivpflege, dann Lehrer und Pflegedienstleiter. Weiterbildung in Psychologie, Einzel- und Gruppensupervisor. An den Journalistenschulen in Berlin und München Ausbildung zum Print-Journalist, in Berlin beim PR-Kolleg zum PR-Berater (DAPR). Studium der Erziehungswissenschaft, Psychologie und Philosophie. Leitet seit 17 Jahren die Akademie für Wundversorgung, dem größten Anbieter von Wundqualifizierungen.

Mit freundlicher Unterstützung von

MÖLNLYCKE HEALTH CARE

Bibliografische Information der Deutschen Nationalbibliothek
Die Deutsche Nationalbibliothek verzeichnet diese Publikation in der Deutschen Nationalbibliografie; detaillierte bibliografische Angaben sind im Internet über http://dnb.d-nb.de abrufbar.

Alle Angaben in diesem Fachbuch erfolgen trotz sorgfältiger Bearbeitung ohne Gewähr, eine Haftung der Autoren, der Herausgeber oder des Verlages ist ausgeschlossen.

Alle Rechte, insbesondere das Recht der Vervielfältigung und der Verbreitung sowie der Übersetzung, sind vorbehalten.

1. Auflage 2016
Copyright © 2016 Facultas Verlags- und Buchhandels AG
facultas Universitätsverlag, Wien, Österreich
Umschlagfoto: © fotomek, fotolia.com
Korrektorat: Sabine Schlüter, Wien
Satz und Druck: finidr
Printed in the EU
ISBN 978-3-7089-1387-2

Geleitwort

Interaktion macht einen wesentlichen Teil der beruflichen Pflegearbeit aus. Das Sprechen mit Patienten, mit Bewohnern oder Angehörigen ist notwendig, es bereitet Handlungen vor und begleitet die Menschen in ihrer Bedürftigkeit. Mehr noch: Kommunikation kann heilsam sein. Pflegende ermutigen und trösten Patienten, sie informieren, eröffnen neue Horizonte, um mit Leid und Angst besser umzugehen. Ohne diese psychologisch-pädagogischen Elemente ist professionelle Pflege nicht denkbar. In Aus- und Weiterbildungen, in Studiengängen ist dieser Anteil in den letzten Jahren immer weiter ausgebaut worden. Und doch ... nach außen wird die stützende Rolle der Pflege kaum wahrgenommen, Pflege wird eher als reines „Handwerk" verstanden. Pflegende geben die Gesprächsarbeit unter Zeitdruck sofort auf, sie arbeiten schneller und reklamieren die Zeit für die Patienten und Familien auch kaum öffentlich. Dabei ist einzusehen, dass kranke Menschen sich Sorgen machen und Informationen und Hilfe brauchen. Bisher ist es (berufs-)politisch nicht gelungen, diese Arbeit zu sichern – im Gegenteil.

Pflegeforschung ist noch bescheiden, braucht Aufträge zur Finanzierung. Die Gesprächsarbeit in der Pflege und ihre Wirkungen sind bisher nicht untersucht worden. Von der Kommunikation mit Patienten und Angehörigen abgesehen, brauchen Pflegende eine gute innerberufliche Verständigung – sie arbeiten in Teams und kooperieren zudem mit anderen Berufsgruppen. Pflege ist ein Kommunikationsberuf! Ich versuche dies in meinem beruflichen Wirken seit langer Zeit deutlich zu machen, zuletzt 20 Jahre lang im Department für Pflegewissenschaft an der Universität Witten/Herdecke. Dort war ich beteiligt an der Entwicklung des ersten Studienganges Pflegewissenschaft in Deutschland. Bis etwa 1980 stellte sich die Pflege als tradierter Beruf dar, nichts war geprüft, Arbeitshandeln wurde jahrzehntelang einfach fortgeschrieben, Änderungen kamen nur von „außen".

Für eine Profession ist es wichtig, dass Tatsachen beschrieben und Begriffe definiert werden. Für die Kernkonzepte sollte gemeinsames Verständnis entstehen; erst dann können Inhalte gelehrt und Vorgänge untersucht werden. Gerade im Bereich Kommunikation und Edukation in Pflegezusammenhängen herrschen Vielfalt und Beliebigkeit. Früher wurden einfach Ansätze aus der Psychotherapie übertragen, obwohl sich das Pflegesetting ganz anders darstellt.

So war es mir wichtig, Entwicklungen zu konturieren und auf den Weg zu bringen. Ein erster Meilenstein war die Implementierung von Patienten-Informationszentren (PIZ) unter pflegerischer Leitung. Danach wurde die Mikroschulung als passendes Konzept dargestellt, heute existieren davon Hunderte. Im Bereich Information wurden Vorschläge für gute Broschüren und Patientenfilme gemacht, ein Broschüren-Wettbewerb in zweijährigem Abstand erfreut sich großer Beliebtheit. Zu all diesen Aktivitäten gehören theoretische Verankerungen, etwa die Salutogenese als Orientierung oder das Ziel, stets Ermutigung anzustreben.

Schließlich stellt der Beratungsansatz der „Wittener Werkzeuge" einen entscheidenden Baustein dar und wird zunehmend nachgefragt. In diesem Buch wird ein großes Spektrum der interaktiven Pflegearbeit aufgezeigt. Wir brauchen mehr solche Bücher für Praktiker, für Lernende und Lehrende.

Ich wünsche dem Werk eine gute Verbreitung.

Prof. Dr. Angelika Zegelin, Dortmund
(vormals Universität Witten/Herdecke)

Liebe Leserinnen und Leser,

Nach welchen Aspekten bewerten Patienten ihre Zufriedenheit mit den Behandelnden? Aktuelle Umfragen zeigen dies.

Wahrscheinlich nehmen Sie an, dass „Freundlichkeit des Personals“ von den Patienten als besonders wichtig gesehen wird. Doch nein, diese steht an letzter Stelle.

An erster Stelle steht die Kategorie „Sich verstanden fühlen“, dann folgen „Informationen über Behandlungsmöglichkeiten“ und an dritter Stelle „Informationen zur Selbsthilfe“.

Doch genau in diesen Kategorien wurden die Behandler schlecht bewertet (vgl. Ärzte Zeitung vom 14.02.2012).

Edukation und Kommunikation im Gesundheitswesen ist keine Aufgabe, die man aus forensischen Gründen durchführt. Das Gespräch mit den Patienten, die Beratung und Information sind Grundrechte der Patienten. Sie verbessern die Lebensqualität eindeutig, sie stärken das Selbstmanagement und die Heilungskräfte.

Dieses Buch ist in Anlehnung an die *„1. Fachtagung Edukation und Kommunikation im Gesundheitswesen“* am 29. März 2016 in Wien entstanden. Wir konnten für die Fachtagung die führenden Experten aus diesem Fachbereich gewinnen, worüber wir uns sehr freuen.

Edukation und Kommunikation im Gesundheitswesen zählen zu den wichtigsten Tätigkeiten aller gesundheitsspezifischen Professionen. Leider mangelt es häufig an der dafür notwendigen Zeit und auch dem erforderlichen Wissen. Um dieses Thema über die Fachtagung hinaus zu verbreiten und seine Wichtigkeit zu unterstreichen, wurde dieses Buch erarbeitet. Aktuelle Fragestellungen sollen dadurch sichtbar, aber auch transparenter gemacht werden. Wir wollen aufzeigen, wie Edukation und Kommunikation positiv wirken können und welche Möglichkeiten der Durchführung bestehen.

Dieses Buch soll Sie mit der Thematik vertrauter machen, in Ihrem täglichen beruflichen Tun unterstützen und Sie vor allem motivieren, Edukation und Kommunikation selbst zu implementieren oder durchzuführen.

Bei allen Autorinnen und Autoren bedanken wir uns für die großartige Unterstützung.

Wir wünschen Ihnen beim Lesen Freude und viel Inspiration.

Wien und Göttingen, im Frühjahr 2016
Romana Eva Jurkowitsch & Gerhard Schröder

Inhalt

Informieren, Schulen und Beraten als Aufgabe der diplomierten Gesundheits- und Krankenpflegepersonen

Möglichkeiten der Umsetzung von Patienten- und Angehörigenedukation

Professionelle Kommunikationsmöglichkeiten für ein erfolgreiches und gesundes Team

Informieren, Schulen und Beraten als Aufgabe der diplomierten Gesundheits- und Krankenpflegepersonen

Edukation und Kommunikation im Gesundheitswesen

Romana Eva Jurkowitsch

Edukation und Kommunikation

Edukation und Kommunikation sind zwei nicht voneinander zu trennende Aktivitäten. Ohne Kommunikation kann Edukation nicht stattfinden. Kommunikation begleitet den Menschen ein Leben lang, beginnend im Mutterleib bis hin zum Tod. In den meisten Lexika wird Kommunikation als Informationsaustausch, Verständigung unter Menschen, Prozess für die Übertragung von Nachrichten zwischen einem Sender und einem Empfänger oder als zwischenmenschlicher Verkehr mittels Sprache, Gestik und Zeichen definiert.

Kommunikation gewinnt im Gesundheitswesen immer mehr an Bedeutung. Unterschiedliche Studien bestätigen, dass gute Kommunikation zwischen Gesundheits- und Krankenpflegepersonen, Patienten und deren Angehörigen einen großen Einfluss auf die Patientenoutcomes wie Genesung oder Zufriedenheit hat (Kapsch, 2015, S. 276).

Unterstützung und Hilfe zu geben basiert darauf, dass von einer Person psychische oder physische Beschwerden auf unterschiedliche Weise zum Ausdruck gebracht werden und dass sie dadurch von einer anderen Person als solche erkannt werden. Die Ausdrucksweise der Kommunikation kann dabei sehr unterschiedlich sein: Sie reicht von „darüber erzählen" bis zu einem bestimmten Gesichtsausdruck des Gegenübers, der entsprechend interpretiert werden kann oder muss.

Laut Watzlawick (2011, S. 58–59) besteht Kommunikation nicht nur aus Worten, sondern auch aus allen möglichen paralinguistischen Phänomenen, wie z. B. Tonfall, Tempo oder Pausen, und auch aus der Körpersprache, also der Körperhaltung oder Ausdrucksbewegungen innerhalb eines bestimmten Kontextes. Kurz gesagt – Kommunikation umfasst Verhalten jeder Art, und Verhalten hat eine grundlegende Eigenschaft, die häufig übersehen wird: Verhalten hat nämlich kein Gegenteil. Simpler ausgedrückt: Man kann sich nicht nicht verhalten. Hat also jedes Verhalten in einer interpersonalen Situation Mitteilungscharakter, so folgt daraus, dass man nicht nicht kommunizieren kann. Handeln oder Nichthandeln, Worte oder Schweigen, all das hat Mitteilungscharakter.

Kommunikation ist demnach nicht nur das, was wir in einer bestimmten Situation beabsichtigen oder meinen, sondern auch jenes, was bei unserem Gegenüber ankommt. Etwas, das wir mitteilen, ohne es vielleicht ausdrücklich gesagt zu haben. Das führt dazu, dass Kommunikation mitunter auch schwierig und störanfällig sein kann; darum sind in kommunikationsintensiven Tätigkeitsbereichen besonderes Wissen und professionelle Kompetenz in Sachen Kommunikation erforderlich (Schröder, 2015, S. 98). Vermittelt eine schulende Person durch ihre Ausdrucksweise oder ihr Verhalten Unruhe, Ärger, Desinteresse, Unwissenheit, Unsicherheit oder andere negativ behaftete Eigenschaften, liegt es auf der Hand, dass die Edukationsmaßnahme wohl eher nicht zu einem erfolgreichen Ende führen wird. Um dies zu vermeiden, ist es wichtig, sich mit den Themen Edukation und Kommunikation ausgiebig auseinanderzusetzen. Edukative Tätigkeiten müssen erlernt werden. Hinter jeder professionellen Schulung steckt ein von Fachleuten entwickeltes wissenschaftliches Konzept, jede professionelle Beratung folgt einem Beratungsprozess und basiert auf einer Beratungstheorie. Sinnvoll ist es auch, sich mit Kommunikations- sowie Fragetechniken auseinanderzusetzen, da sie eine große Hilfe darstellen. Es ist noch kein Meister vom Himmel gefallen – eine für beide Seiten erfolgreiche Edukation basiert auf viel Übung, Erfahrung und dem dafür notwendigen Wissen. Patienten, Familienmitglieder und Angehörige werden zunehmend autonomer, was als sehr positiv anzusehen ist. Sie wollen über die Krankheit ausreichend aufgeklärt werden und bei der Behandlung aktiv mitwirken. Diese Entwicklung – eine wertvolle Ressource – wird in Zukunft vor allem bei der Betreuung älterer Pflegebedürftiger essenziell sein und sollte daher genutzt und gefördert werden.

Schaeffer und Schmidt-Kaehler (2012, S. 15) stellten fest, dass sich mit der Neuauflage des Leitbilds vom mündigen Patienten das herkömmliche Verständnis der Patientenrolle gewandelt hat. Patienten werden nicht mehr als passive Leistungsempfänger, sondern als Koproduzenten der Leistungserbringung betrachtet (Bandura, 2002; Donabedian, 1992, zit. nach Schaeffer/Schmidt-Kaehler, 2012, S. 15). So begrüßenswert diese Entwicklung aus der Sicht vieler Patienten, ihrer Familien und Angehörigen auch sein mag, auf subjektiver Ebene sind solche Umbruchsituationen nicht leicht handzuhaben, und nicht alle Patienten vermögen mit dem damit einhergehenden zugebilligten, aber auch geforderten Autonomiegewinn umzugehen – sei es, weil sie krankheitsbedingt nicht dazu in der Lage sind, sei es, weil ihnen die dazu nötigen Voraussetzungen fehlen (Schaeffer/Schmidt-Kaehler, 2012, S. 15). In vielen Fällen ist es jedoch so, dass der Patient trotz Krankheit und fehlenden Voraussetzungen einen Zugewinn an Autonomie erreichen kann.

Häufig wurde angenommen, dass es mit zunehmendem Alter zu einer Verschlechterung der Hirnleistung kommt; fest steht allerdings, dass es lediglich zu einer Veränderung der Lernleistung kommt (Lörken, 2015, S. 113). In diesem Fall liegt es nicht an krankheitsbedingten Hindernissen oder fehlenden Voraussetzungen des Patienten, sondern an der Kunst der durchführenden Person, dies bei edukativen Tätigkeiten zu erkennen und sich entsprechend anzupassen. Bei Patienten mit kognitiven Einschränkungen etwa muss die Informationsmenge der Schulung reduziert werden. Hier wäre eine Einschätzung des Lerntyps nützlich. Dazu stehen einige Konzepte der Lernpsychologie zur Verfügung, die sich im Internet rasch finden lassen (Zegelin, 2012, S. 188).

Patienten- und Familienedukation

Bei chronischen Erkrankungen, die teilweise über Jahrzehnte bestehen, bringt der Umgang der Patienten mit der Erkrankung oder die Übernahme von Pflege durch die Familie und Angehörige einen erhöhten Selbstpflege-, Informations-, Schulungs- und Beratungsbedarf mit sich. Patienten- und Familienedukation führt im Idealfall dazu, dass den Betroffenen Ängste genommen werden, dass sie ermutigt und motiviert werden, dass ihnen ausreichendes Wissen über ihre Krankheit vermittelt wird und dass sie die notwendige Unterstützung erhalten (Abt-Zegelin, 2010, S. 21).

Patienten- und Familienedukation geht den Fragen nach, welches Wissen und Können in bestimmten Situationen benötigt wird, damit die Betroffenen mit gesundheitlichen Einschränkungen und deren Versorgung umgehen können, wie sie therapeutische Notwendigkeiten erlernen können und wie sie mit professioneller Hilfe passende Lösungen für sich finden.

Boinay, Hahn und Sommerhalder (2009, S. 123–129) definierten anhand einer systematischen Übersichtsarbeit, vorwiegend mit Bezug auf Gruppenschulungen, Kriterien für wirksame Patienten- und Angehörigenedukation bei chronischen Krankheiten und den von ihnen verursachten Beeinträchtigungen im Alltag. Die Ergebnisse zeigten auf, dass Edukation, die sich an motivierenden und bestärkenden Ansätzen orientiert, als wirksam eingestuft wurde. Patienten berichteten, dass sie sich in Situationen, in denen dieser Aspekt fehlte, nicht ausreichend unterstützt gefühlt hatten. Des Weiteren sollten die durchführenden Pflegepersonen über hohe fachliche Kompetenzen verfügen, um ein wertschätzendes und partnerschaftliches Klima schaffen zu können. Außerdem erweist sich Edukation dann als effektiv, wenn sie Selbstmanagementstrategien, Selbstbeobachtung und Selbstmanagementfähigkeiten sowie Interventionen, die die psychosozialen Aspekte berücksichtigen, fördert und hilft, ein Verständnis für die eigene Krankheit zu entwickeln, wodurch Sicherheit im Symptom- und Therapiemanagement erreicht wird. Zusätzlich zeigt sich Patienten- und Angehörigenedukation dann als wirksam, wenn sie bei der Umstellung der Lebensgewohnheiten Unterstützung anbietet, das Erlernen von Bewältigungsstrategien ermöglicht, den Erfahrungsaustausch mit anderen Teilnehmenden fördert und bewirkt, dass das Krankheitserleben der Betroffenen ernst genommen wird.

Patienten- und Familienedukation unterteilt sich in die drei Aktivitäten Information, Schulung und Beratung (Abt-Zegelin, 2010, S. 21). Diese Strategien können in der konkreten Situation rasch wechseln oder ineinander übergehen. So kann sich an die simple Information zu einem Thema stützende Beratung anschließen oder die Schulung zu einer bestimmten Tätigkeit bzw. die Überreichung einer Informationsbroschüre folgen (Zegelin, 2012, S. 186). Wichtig ist zu wissen, dass sich Information, Schulung und Beratung vom Ansatz her unterscheiden (Abt-Zegelin, 2010, S. 21).

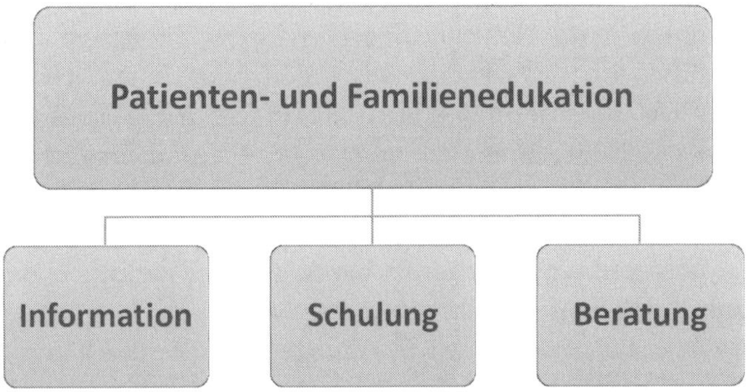

Abb. 1: Aktivitäten der Patienten- und Familienedukation

Information

Informieren ist die häufigste Form der Patienten- und Familienedukation (Zegelin, 2012, S. 190). Eine Information zu geben bedeutet, eine Mitteilung zu geben (Abt-Zegelin, 2010, S. 21). Informationen dienen als Wissensgrundlage für eine mögliche Lösungsfindung und als Basis für Entscheidungen. Relevante Informationen in Bezug auf ein Problem können in schriftlicher und mündlicher Form erfolgen (Doll/Hummel-Gaatz, 2007, S. 32). Schriftliche Informationsunterlagen dürfen aber nicht einfach an den Patienten weitergegeben, sondern sollten gemeinsam mit ihm durchgesehen und erklärt werden. Auf diese Weise können mögliche Fragen noch im gleichen Moment beantwortet und notwendige Hilfestellungen sofort vermittelt werden.

Kleine Portionen von Informations- oder Beratungseinheiten als laminierte Kitteltaschenkarten können Pflegenden helfen, keine Information zu vergessen. Ein einfacher Weg, Informationen weiterzugeben, sind Broschüren. Einfache Flyer können selbst hergestellt oder aber über die Industrie, über Kassen, Ministerien oder Interessengruppen kostenlos bezogen werden. Hilfe zur Erstellung einer Broschüre erhalten Sie z. B. durch die Wittener Liste (Zegelin, 2012, S. 190).

Schulung

Eine Schulung ist eine geplante, prozesshafte Veranstaltung mit einer Wissensüberprüfung am Ende (Abt-Zegelin, 2010, S. 21). Vereinbarte Ziele sollen dabei erreicht, Ergebnisse am Ende festgestellt und gesichert werden. Synonyme für den Begriff Schulung sind Anleitung, Unterweisung, Training oder Instruktion (Zegelin, 2012, S. 186). Die Wissensüberprüfung am Ende der Schulung ist unerlässlich. Sie ist die einfachste und sicherste Möglichkeit, um festzustellen, ob Geschultes wirklich verstanden wurde und in der konkreten Situation selbstständig durchgeführt werden kann. Handelt es sich bei dem geschulten Inhalt z. B. um die Bedienung eines Blutzuckermessgerätes, soll der zu Schulende die Durchführung der Messung und die Bedienung des Gerätes nach Abschluss der Schulung selbstständig demonstrieren. Zeigt sich bei der Demonstration, dass noch Unsicherheiten vorhanden sind, kann die Schulung zu einem neuen Termin nochmals durchgeführt werden. Der erneute Schulungstermin sollte jedoch nicht am selben Tag stattfinden, da dies für die Betroffenen in vielen Fällen überfordernd wäre.

Ursachen für mangelndes Verstehen der geschulten Inhalte bzw. der geschulten Aktivitäten können Sprachbarrieren, manuelle oder kognitive Einschränkungen sowie Seh- oder Hörprobleme oder auch Überforderung sein. Häufig sind die zu Schulenden durch die eben diagnostizierte Krankheit und die neue Situation in einem Ausnahmezustand und nicht aufnahmefähig oder momentan einfach nicht daran interessiert. In einem solchen Fall sollte die Schulung zu einem späteren Zeitpunkt durchgeführt und/oder Familienmitglieder, Angehörige, evtl. auch mobile Hauskrankenpflegedienste hinzugezogen werden.

Lernpsychologische Grundlagen, die sich im Patientenkontext bewährt haben, sind (Zegelin, 2012, S. 188):

- bei der Schulung an bekanntes Wissen anknüpfen;

- die Aufnahmefähigkeit der Patienten nicht durch ein Überangebot von Informationen überfordern, Pausen machen;
- das Thema visualisieren, durch Beispiele, Analogien, kleine Geschichten und/oder Zeichnungen anschaulich darstellen;
- keine Ängste aufkommen lassen, da diese das Aufnehmen und Behalten von Inhalten behindern;
- mehrere Sinneskanäle nutzen – hören, sehen, sprechen, handeln, schreiben;
- Gelerntes wiederholen, Wissen bündeln und wichtige Infos hervorheben, Körpersprache nutzen;
- praktische Übungen einbauen, Strategien des Behaltens nutzen, wie etwa Informationen auf Kärtchen schreiben (lassen);
- Familie und Angehörige für positive Verstärkung nutzen.

Bei einer Schulung lassen sich die Phasen Zielvereinbarung, Planung, Ausführung und Auswertung unterscheiden (Zegelin, 2012, S. 189 f.).

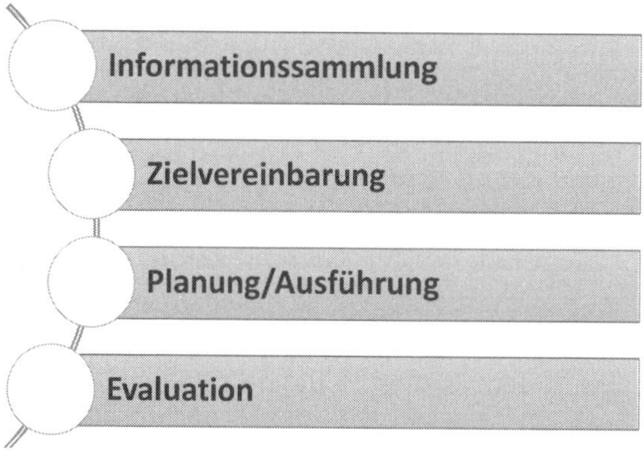

Abb. 2: Schulungsphasen nach Zegelin

Informationssammlung

Hier geht es darum, den Lernbedarf festzustellen. Es kommt zu einer Einschätzung des Lerntyps, der Motivation, des Vorwissens und möglicher Einschränkungen (kognitiv, motorisch …).

Zielvereinbarung

Hier erfolgt eine Klärung, in welchem Ausmaß geschult wird. Nicht alle Patienten wünschen im gleichen Umfang geschult/informiert zu werden. Unterschiedliche Vorgehensweisen sind hier die Regel.

Planung und Ausführung

Die Intervention sollte nach Möglichkeit für die Bedürfnisse des Patienten maßgeschneidert sein.

Evaluation

Die durchgeführte Schulung wird auf ihre Wirksamkeit hin ausgewertet. Möglichkeiten dafür sind kurzes Nachfragen, das Durchgehen der wichtigsten Inhalte, strukturierte Fragebögen, Erkundigen nach der Zufriedenheit, telefonische Nachbefragung, praktische Prüfung, sodass es zu einer Überprüfung bestimmter Kompetenzen des Lernens kommt.

Um eine Schulung korrekt durchzuführen, ist es sinnvoll, bestehende Konzepte zu verwenden. Dies ist für die schulende Person von Vorteil, weil jeder Schritt der zu schulenden Tätigkeit schriftlich vorliegt. Somit werden die einzelnen Schritte eingehalten, und es ist fast unmöglich, Wichtiges zu vergessen oder zu übersehen. Für die zu Schulenden ist dies ebenfalls von Vorteil, da sie das Material zu Hause immer wieder als Gedächtnisstütze heranziehen können und so ein Stück Sicherheit bei sich haben. Im Internet gibt es viele ausgezeichnete Schulungsmaterialien zu den unterschiedlichsten Gesundheits- und Pflegethemen. Das Rad muss nicht neu erfunden werden – eine ausgiebige Recherche reicht aus, um sehr gute Materialien dafür zu finden. Ein guter Tipp ist z. B. die Homepage des Netzwerks für Patienten- und Familienedukation in der Pflege e. V.: www.patientenedukation.de. Darauf finden sich viele gratis verfügbare Materialien, die für Edukationstätigkeiten sehr nützlich sind, wie z. B. die oben genannten Wittener Werkzeuge und auch einige Mikroschulungskonzepte.

Anleitung

Der Begriff Anleitung wird sehr häufig als Synonym für Schulung verwendet. Das ist allerdings so nicht richtig, denn eine Anleitung ist ein Teil der Schulung und findet dann statt, wenn der Schulende dem zu Schulenden bestimmte Fertigkeiten vorzeigt und erklärt und der zu Schulende diese dann in Begleitung lernt, indem er sie nachmacht bzw. durchführt. Es geht um eine Instruktion, also eine Handlungsanweisung zu diesen Fertigkeiten, die nach dem theoretischen Schulungsabschnitt stattfindet. Bei einer Anleitung handelt es sich also um das Erlernen der praktischen Fertigkeit(en) im Beisein und in Begleitung des Schulenden.

Mikroschulung

Mikroschulungen eignen sich besonders für abgegrenzte, kleinere Pflegeinterventionen. Wichtige Merkmale einer Mikroschulung sind systematisches, konzeptgeleitetes Vorgehen und die patientenorientierte, methodisch-didaktische Gestaltung dieser Maßnahme. Anders als eine spontane und quasi nebenbei durchgeführte pädagogische Intervention bietet eine Mikroschulung den Vorteil eines nachhaltigen Lernerfolgs (Brüchner/Ludwig/Büker, 2014, S. 175). Sie sollte nicht länger als 30 Minuten dauern und kann bei Bedarf auch wiederholt werden. Der Fokus liegt dabei auf den häuslichen Bedingungen, unter denen die zu Schulenden selbstständig werden sollen. Einer Mikroschulung liegt ein Konzept zugrunde; in der Sachanalyse werden die wichtigsten inhaltlichen Aspekte zusammengetragen. Der Verlauf einer Mikroschulung ist kleinschrittig didaktisiert: Es gibt eine Einschätzung des Adressaten, eine Dokumentation und einen Evaluationsvorschlag. Jeder Anbieter führt die Mikroschulung in gleicher Weise durch (Zegelin, 2012, S. 194). Herkömmliche Schulungsprogramme sind meist auf größere Gruppen ausgerichtet, bei denen auf einzelne Personen nicht individuell eingegangen werden kann. Die Lernzielorientierung wird allgemein gehalten; dadurch ist wenig Übertragung auf den konkreten Alltag der einzelnen Personen möglich. Mikroschulungen sind darauf ausgerichtet, das Wissen und die Fähigkeiten des Adressaten zu ergänzen, die Selbstbestimmung zu fördern und dabei zu helfen, dass die Adressaten Experten in eigener Sache werden (Tolsdorf, 2010, S. 10).

Die zwölf Schritte der Mikroschulung nach Zegelin (2012, S. 195) sind:

1. Vorwissen, Einstellung
2. Richtziel aushandeln
3. Feinziel
4. Wissen ergänzen
5. Anschauungsmaterial
6. Demonstration
7. üben lassen
8. Fragen beantworten
9. Informationsmaterial aushändigen
10. Überprüfung des Wissens
11. Feedback
12. Dokumentation

Beratung

Beratung ist ein multifunktionaler und schillernder Begriff, der im Alltag vom Verkauf eines Kühlschranks in einem Kaufhaus bis zur Beratung eines Ehepaars in der Familienberatungsstelle reicht (Koch-Straube, 2008, S. 65). Beratung wird heutzutage in fast allen Lebensbereichen angeboten; dementsprechend vielfältig sind die Anlässe und Ziele (Krause, 2003, S. 28).

Alltagsberatungen erfolgen eher situativ und ungeplant und dienen dem Austausch von Erfahrungen, Ratschlägen und nützlichen Informationen (Koch-Straube, 2008, S. 68). Wir finden sie nicht nur im privaten Umfeld, sondern auch im Verhaltensrepertoire der Angehörigen aller sozialen und pädagogischen Berufe, wie z. B. Lehrer und Ärzte, sowie auch im Bereich der professionell Pflegenden. Alltagsberatung vermittelt Anteilnahme, Trost und Zuwendung. Sie birgt jedoch die Gefahr, Klienten in einer spezifischen Problematik nicht zu erreichen und das eigene Unvermögen, eine schwierige Situation nicht lösen zu können, zu vertuschen. Alltagsberatung darf nicht mit einer zielorientierten, methodisch professionell gestalteten Beratung gleichgesetzt werden (Koch-Straube, 2008, S. 69).

Beratung bedeutet, in einen gemeinsamen Prozess einzusteigen, um für Klienten eine maßgeschneiderte Lösung zu finden (Zegelin, 2012, S. 195). Professionelle Beratung gibt Hilfe bei Problemen der Orientierung und Entscheidung (Krause, 2003, S. 21). In einer Beratung können Verluste und Gewinne reflektiert und mögliche Widerstände gegen unvermeidliche oder sinnvolle Veränderungen überwunden werden, indem unvermutete Perspektiven, die bisher von den Turbulenzen einer Erkrankung verdeckt worden waren, offengelegt werden (Koch-Straube, 2008, S. 84). Beratung ist eine schwierige, aber spannende Arbeit des Aushandelns und die Entdeckung der vielfältigen Weisen, das Leben auch mit einer Krankheit oder Behinderung zu gestalten. Sie ist Lernen für beide Seiten (Koch-Straube, 2008, S. 80) und alltäglicher Bestandteil zwischenmenschlicher Interaktionen (Krause, 2003, S. 15).

Beratung gilt als Kurzzeitintervention, die sich an einzelne Klienten oder auch Gruppen richtet (Dewe/Schaeffer, 2012, S. 71). Sie wird immer als Prozess verstanden, in dem sich die Problemlösung schrittweise vollzieht (Doll/Hummel-Gaatz, 2007, S. 26). Die wesentlichen Komponenten von Beratung sind der Berater, der Klient und die Interaktion und Kommunikation zwischen diesen beiden (Krause, 2003, S. 23). Eine Beratung darf aber nicht mit einer Therapie gleichgesetzt werden.

Beratung versus Therapie

Beratung und Therapie haben das Ziel und die Möglichkeit, Wohlbefinden sowie Arbeits- und Liebesfähigkeit des Klienten zu fördern und wiederherzustellen. Eine Abgrenzung zwischen beiden ist nicht unbedingt einfach. Beide stellen institutionelle Hilfeleistungen dar, die zielorientiert und methodengeleitet einen Prozess der Intervention gestalten. Die Grenzen bezüglich Klienten, Zielen und Methoden sind dabei fließend. In einer Beratung geht es um die begrenzten Problemsituationen einer gesunden Persönlichkeit, die bei der Überwindung oder Bewältigung dieser Probleme unterstützt wird. In einer Therapie werden Menschen mit deutlichen Erlebens- und Verhaltensstörungen, die in deren Persönlichkeitsstruktur verankert sind, behandelt (Koch-Straube, 2008, S. 68). Beratung ist im Unterschied zu Therapie nicht revidierend und nicht restituierend oder kurativ ausgerichtet. Sie zielt nicht auf Heilung oder Wiederherstellung eines bereits in der Vergangenheit vorhandenen, nun aber gestörten Handlungsvermögens ab, sondern auf die Erweiterung der gegebenen Handlungsfähigkeiten (Dewe/Schaeffer, 2012, S. 79). Obwohl unterschiedliche Beratungsansätze aus therapeutischen Schulen hervorgegangen oder auch dort verankert sind, kann Beratung auch nicht als Minimalversion einer Therapie angesehen werden. Beratung ist keine Ersatzlösung für eine nicht mögliche Therapie, allerdings kann sie sehr wohl zu einer Therapie überleiten (Koch-Straube, 2008, S. 72).

Professionelle Beratung

Professionelle Beratung setzt ein oder ist erforderlich, wenn die individuelle Kompetenz oder das informelle Hilfenetz für die Lösung oder Bewältigung einer krisenhaften Situation nicht mehr ausreichend oder überfordernd ist (Koch-Straube, 2008, S. 66; Fuhr, 2003a, S. 87). Beratung kann immer nur Hilfe zur Selbsthilfe sein. Jeder Mensch ist zu Selbstregulierung und Selbstlenkung fähig. Ist diese Fähigkeit nicht ausgebildet oder aber verloren gegangen, kann sie durch Beratung entwickelt oder wieder neu belebt werden (Krause, 2003, S. 24). Laut Schaeffer (2008, S. 8) zielt Beratung allein auf die vom Klienten artikulierten Probleme und ihre Lösungen ab. Fittkau (2003, S. 60) sieht als zentrales Ziel von Beratung die Hilfe zur Selbsthilfe und Ressourcenaktivierung von sich selbst organisierenden Systemen (Gruppen, Organisationen, Individuen) zur Verbesserung ihrer Lebens- und Leistungsqualität an.

Auch Krause (2003, S. 28) nennt als übergeordnetes Ziel von Beratung die Hilfe zur Selbsthilfe. Dabei werden die notwendigen Lernprozesse von den beratenden Personen ausgelöst und angeleitet. Als Lernziele nennt sie den Erwerb von Fähigkeiten, um das eigene Problem zu bestimmen, erreichbare Ziele zu definieren, reflektierte Entscheidungen zu treffen, Handlungspläne zu entwerfen, Ressourcen zu entdecken und zu nutzen und die selbst eingeleiteten Handlungen auf ihre Effektivität hin überprüfen zu können. Für Ansen (2012, S. 146) ist das Ziel einer Beratung, durch die Vermittlung von Wissen und Einsicht sowie von Entscheidungs- und Handlungsgrundlagen die Autonomie der Klienten zu fördern, die durch akute Probleme zumindest vorübergehend unterbrochen ist. London (2010, S. 36) nennt als kurzfristige Ziele einer Beratung, den Klienten Hilfestellung bei sachgerechten und wohlüberlegten Entscheidungen zu geben und sie bei der Entwicklung von lebensnotwendigen Selbsthilfekompetenzen zu unterstützen. Außerdem sollen sie durch die Beratung Probleme erkennen und rechtzeitig darauf reagieren können, natürlich auch Antworten auf gestellte Fragen bekommen bzw. Hilfe erhalten, um die richtigen Ansprechpartner zu finden. Als langfristige Ziele einer Beratung nennt London, Klienten zu einer gesundheitsbewussten Denk- und Handlungsweise zu verhelfen. Dies ist jedoch nur dann möglich, wenn die kurzfristigen Ziele verwirklicht werden.

Anforderungen an Berater

Beratung ist ein professionelles, beruflich ausgeübtes Geschehen, das von Beratern Kompetenzen auf verschiedensten Gebieten (z. B. Methodenvielfalt, Fachwissen, Feldkompetenz) verlangt und somit erlernt werden muss (Knelange/Schieron, 2000, S. 4). Berater müssen sich auf die Klienten einlassen, lernen, „in deren Schuhen zu gehen“ (Zegelin, 2012, S. 195). Die Klienten kennen ihre Probleme selbst am besten. Berater unterstützen lediglich die Problembewältigung, indem sie ihnen eine Orientierung ermöglichen, bei der Reifung von Entscheidungen helfen, Entwicklungen fördern, Risiken bewusst machen, bei der Kompensation von Verlusten Unterstützung geben und Ressourcen aktivieren (Krause, 2003, S. 24). Gute Berater müssen vor allem zuhören und auch das nicht Gesagte hören können (Zegelin, 2012, S. 195). Zuhören ist ein wichtiger Faktor bei der Beratung. Dabei ist Zuhören nicht als passive Tätigkeit zu sehen, es signalisiert vielmehr durch (non-)verbale Zeichen Interesse an den Ausführungen der Klienten. Dies geschieht durch eine offene Körperhaltung, Kopfnicken, Mimik wie Lächeln oder Erstaunen sowie Lautäußerungen. Aus der Sicht der Klienten besteht die wichtigste Aktivität von Pflegepersonen beim Zuhören darin, da zu sein und sich Zeit zu nehmen. Wichtig in Beratungsgesprächen ist es, sein Gegenüber aussprechen zu lassen, aber auch Pausen und die damit einhergehende Stille zu ertragen (Doll/Hummel-Gaatz, 2007, S. 33).

Zu schnelle Ratschläge sollten bei einer Beratung vermieden werden, da sie schnell zu Enttäuschungen führen können, weil es meist nicht darum geht, einen raschen Rat zu bekommen, sondern um das Bemühen, die Situation zu verstehen (Zegelin, 2012, S. 195).

Beratungsansätze

Im Laufe der Zeit entwickelten sich einige unterschiedliche Beratungstheorien und daraus resultierende Beratungsansätze. Die Ansätze orientieren sich alle am Beratungsprozess, weisen aber unterschiedliche Kommunikationsmethoden und Vorgehensweisen auf:

1. Der humanistische Beratungsansatz
Humanistische Beratungsansätze basieren wissenschaftstheoretisch auf der humanistischen Psychologie (Doll/Hummel-Gaatz, 2007, S. 19). Dieser Ansatz geht von der Annahme aus, dass der Mensch als Einheit von Körper – Seele – Geist, eingebunden in ein größeres Ganzes, zu betrachten ist (Fuhr, 2003b, S. 104). Das zugrundeliegende Menschenbild geht dabei von einem entscheidungs- und entwicklungsfähigen Menschen aus. Bei der Beratung geht es darum, in einer vertrauensvollen, gleichberechtigten Beziehung durch Krisen entstandene Blockaden zu lösen und Selbstheilungskräfte des Individuums freizusetzen. Im humanistischen Beratungsansatz sind Wertschätzung und Akzeptanz des selbstbestimmten Seins und Werdens von zentraler Bedeutung. Im Vordergrund stehen das Annehmen von Hilflosigkeit und Betroffenheit sowie die Auseinandersetzung mit den eigenen Leiderfahrungen und dem (unheilbar) Kranksein. Der Fokus des humanistischen Ansatzes liegt auf der Hilfe zur Selbsthilfe bzw. der Unterstützung bei der Selbstbefähigung des Klienten zur eigenständigen Problemlösung. Ressourcen des Klienten werden in die Beratung miteinbezogen (Doll/Hummel-Gaatz, 2007, S. 19).

Das Erfolgskriterium der humanistischen Beratung besteht nicht in erster Linie in messbar verändertem Verhalten und der erfolgreichen Lösung spezieller Probleme. Es geht vielmehr um die Erhöhung der Bewusstheit der KlientInnen, der Kreativität und Nutzung ihrer Potenziale und Ressourcen sowie um das Erkennen von Handlungsalternativen für Problemsituationen (Fuhr, 2003b, S. 116).

Das wohl bekannteste und verbreitetste Verfahren dieses Ansatzes ist die klientenzentrierte Gesprächsführung bzw. die nicht-direktive Beratung nach Carl Rogers (Koch-Straube, 2008, S. 105). Im humanistischen Beratungsansatz ist der Aufbau einer symmetrischen Beziehung zwischen Berater und Klient von großer Bedeutung. Der Berater nutzt non-direktive

Techniken wie aktives Zuhören, Spiegeln und Verbalisieren emotionaler Erlebnisinhalte. Damit wird beim Klienten die Reflexion des eigenen Handelns und der eigenen Gefühle gefördert. Die Beratungsmethoden sollen den Klienten dabei unterstützen, eigene Gedanken, Gefühle und Empfindungen zu äußern. Diese Art der Beratung wird als ergebnisoffene Beratung in Abgrenzung zu fachlich-informativer Beratung im verhaltensorientierten Ansatz bezeichnet (Doll/Hummel-Gaatz, 2007, S. 31).

2. Der verhaltensorientierte Beratungsansatz
Vermittlungs- und verhaltensorientierte Ansätze beziehen sich auf die psychologischen Lerntheorien und die daraus entwickelte Verhaltenstherapie. Im behavioristischen Wissenschaftsparadigma liegt der Fokus auf dem beobachtbaren und objektiv beschreibbaren Verhalten, welches erlernt bzw. verlernt werden kann. Haltungen, Emotionen, Lebenswelt- oder Biografiebezüge stehen dabei eher am Rande des Blickwinkels. Ziel dieses Ansatzes ist es, durch das Erlernen von Verhaltensänderungen das bestehende Problem der Klienten zu lösen. Das übergeordnete Ziel des Beraters ist es, beim Klienten die Entwicklung einer gesundheitsbewussten Denk- und Handlungsweise anzustoßen, die von der Änderung des Lebensstils über den Aufbau neuer Handlungsroutinen bis hin zur Aufgabe angelernter Gewohnheiten reicht. Die Vertreter dieser Theorietradition gehen davon aus, dass informierende, schulende und beratende Aspekte schwer voneinander zu trennen sind. Vielmehr sind sie der Meinung, dass diese ineinandergreifen (Doll/Hummel-Gaatz, 2007, S. 18).

In der fachlich-informativen Beratung des verhaltensorientierten Ansatzes geben Berater mit ihrem Expertenwissen direktiv und vorausschauend Informationen weiter (Doll/Hummel-Gaatz, 2007, S. 31). Sie zeigen Optionen und Alternativen auf und instruieren den Klienten. Im Weiteren leiten sie Selbstkontrolltechniken und Wahrnehmungsübungen an, um dadurch eine Verhaltensmodifikation oder eine kognitive Umstrukturierung zu bewirken (Doll/Hummel-Gaatz, 2007, S. 32).

3. Der systemische Beratungsansatz
Systemische Beratung heißt, das Ganze im Blick zu behalten – also nicht nur ein Problem als solches, sondern dessen Bedeutung im jeweiligen Lebenskontext des Klienten. Ebenso bedeutet dies, nicht nur den Klienten als solchen, sondern auch dessen Einbindung in seine soziale Umwelt und in die dort gegebenen kommunikativen Wechselbeziehungen zu betrachten. Schließlich soll auch nicht nur diese Lebenswelt als solche, sondern im Zusammenhang mit Sinnbezügen, die über das Hier und Jetzt hinausgreifen

und dabei das Bewusstsein ermöglichen, Teil eines größeren Ganzen zu sein, in den Blick genommen werden (Bamberger, 2010, S. 14). Im systemischen Beratungsansatz werden Biografie und Lebenswelt der Klienten und ihrer Angehörigen miteinbezogen. Im Fokus steht nicht nur die Neuorientierung des Klienten selbst, sondern die Veränderung des ganzen familiären Umfeldes im Alltag (Doll/Hummel-Gaatz, 2007, S. 21).

Systemische Beratung zielt in erster Linie nicht auf die Persönlichkeitsentwicklung der Klienten ab, sondern auf konkrete Lösungen für das gesamte System. Dabei wird weniger auf Defizite und Ursachen eingegangen, vielmehr unterstützt der Berater das System dabei, wieder Optionen und Handlungsmöglichkeiten zu erkennen (Doll/Hummel-Gaatz, 2007, S. 22). Systemische Beratung beschäftigt sich mit sehr unterschiedlichen Problemen wie z. B. akuten oder chronischen Symptomen im Gesundheitswesen, Eheproblemen oder Generationenzwist in der Familie. Generell kann sie als Versuch angesehen werden, von einem Problemzustand zu einem Nicht-Problemzustand, also zu einer Lösung zu kommen (Schlippe/Schweitzer, 2012, S. 160). Im systemtheoretischen Ansatz wird anhand lösungsorientierter Fragetechniken, zirkulärem Fragen oder Reframing-Übungen versucht, eine Klärung und Deutung der Systembeziehung zu erreichen. Dabei liegt der Fokus nicht darauf, Probleme zu analysieren und die Vergangenheit zu rekonstruieren, sondern Lösungsmöglichkeiten für die Zukunft zu finden (Doll/Hummel-Gaatz, 2007, S. 32).

Weiterentwicklungen des systemischen Beratungsansatzes führen zu spezifischen Konzepten wie Organisationsberatung, Paarberatung oder lösungsorientierter Beratung (Doll/Hummel-Gaatz, 2007, S. 21).

4. Der tiefenpsychologische Beratungsansatz

Tiefenpsychologische Verfahren gehen auf Sigmund Freud und die von ihm entwickelte Psychoanalyse zurück. Die Tiefenpsychologie hat im Laufe der Geschichte Wandlungen erfahren und verschiedene Schulen entwickelt. Als gemeinsamer Nenner kann die Beschäftigung mit dem Unbewussten gelten. Die Aufgabe der tiefenpsychologischen Therapie liegt im Aufdecken und Durcharbeiten seelischer Konflikte, deren Entstehung bis in die frühe Kindheit zurückreicht. Für Beratung in der Pflege kann das Fundament der Tiefenpsychologie nicht herangezogen werden, weil dazu eine dezidiert therapeutische Ausbildung erforderlich ist (Koch-Straube, 2008, S. 108 f.).

Beratungsprozess

Mit dem Beratungsprozess werden Ausschnitte des Beratungsgeschehens thematisiert, welche sich auf den Ablauf und die Dynamik beziehen. Unabhängig von einzelnen Beratungsschulen, wie z. B. der systemischen oder der verhaltensorientierten Ausrichtung, folgt die professionelle Beratung einem systematischen Aufbau, der vom Erstgespräch und der Diagnostik über die Entscheidung für bestimmte Interventionen bis zum reflektierten Abschluss reicht. Der Beratungsprozess liefert beiden Seiten Orientierung und spendet in einem begrenzt vorhersehbaren Verlauf ein Mindestmaß an Sicherheit (Ansen, 2012, S. 145). Wissen über den Beratungsprozess ist für Berater eine unabdingbare Voraussetzung, um Methoden und Techniken der Gesprächsführung sinnvoll einzusetzen (Ansen, 2012, S. 154).

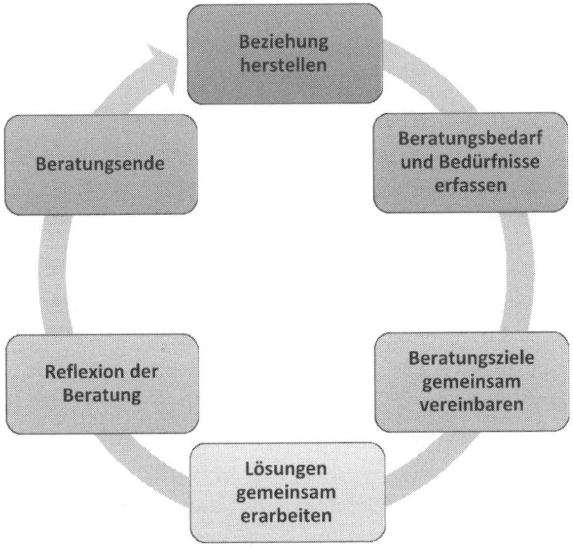

Abb. 3: Beratungsprozess

Beratungsprozess

Doll und Hummel-Gaatz (2007, S. 26–30) stellten fünf verschiedene Beratungsprozesse dar und leiteten aus dieser Synopse für die Beratung in der Pflege ein am etablierten Pflegeprozess orientiertes Phasenmodell ab.

Phase 1

Zu Beginn des Beratungsprozesses stellen die Kontaktaufnahme und der Aufbau einer symmetrischen Beziehungs- und Vertrauensbasis die Grundvoraussetzung für eine gelingende Beratung dar. Diese Beziehungsebene ermöglicht es den Klienten und deren Bezugspersonen, ihre Anliegen und Probleme vorzubringen und sich zu öffnen. Die erste Phase muss abhängig davon, ob sie bereits in eine Pflegebeziehung eingebettet ist oder losgelöst davon in einem strukturierten, geplanten Beratungsangebot stattfindet, unterschiedlich intensiv und bewusst gestaltet werden.

Phase 2

In dieser Phase ist das diagnostische Denken des Beraters von zentraler Bedeutung. Es gilt, den objektiven Beratungsbedarf und das subjektive Beratungsbedürfnis herauszufiltern. Durch strukturiertes Beobachten, waches Analysieren der Gesamtsituation, anhand von Fragen, Spiegeln und dem gemeinsamen Bewerten kann das Problem als Ausgangspunkt der Beratung erkannt und korrekt benannt werden. Je nach Beratungsansatz werden unterschiedliche Schwerpunkte fokussiert:

- Probleme aus der individuellen Klientensicht erfassen;
- Einflussfaktoren, Ursachen und Symptome des Problems erheben;
- Gefühle der Klienten klären helfen, wahrnehmen und in den Prozess einbeziehen.

Phase 3

In der dritten Phase wird mit dem Klienten eine gemeinsame Zielsetzung ausgehandelt, die vom jeweiligen Beratungsansatz abhängig ist. Humanistische Ansätze zielen auf das psychosoziale Coping und die Integration von Emotionen ab. Der verhaltensorientierte Ansatz hat Anpassungsprozesse im Bereich der Alltagskompetenz zum Ziel und leistet damit einen wichtigen Beitrag in der konkreten Auseinandersetzung mit dem Krankheits- und Therapieerfolg. Der systemische Blickwinkel, der besonders bei chronischen Erkrankungen an Bedeutung gewinnt, ergänzt diese beiden Ansätze. Der Berater fasst in dieser Phase der Beratung die Erkenntnisse zusammen und stellt verschiedene Optionen dar, um zu klären, welches Ziel erreicht werden soll.

Phase 4

In dieser Phase geht es um das Entwickeln von Lösungen, das sowohl auf der Beziehungsebene als auch auf der Inhaltsebene stattfindet. Es kann als Verschränkung von Beziehungs- und Problemlösungsprozessen verstanden werden. Die Beziehungsebene ist geeignet, Klienten und Bezugspersonen in ihrem Bewältigungsprozess zu begleiten, Gefühle zu explorieren und subjektive Deutungen nachzuvollziehen. Die Problemlösungsebene unterstützt diesen Prozess und ermöglicht unter Einbeziehung von Ressourcen und biografischem Kontext, konkrete Handlungsmöglichkeiten zu erkennen. Der Berater wendet dabei Techniken des Fragens an, hört dem Klienten aktiv zu und entwickelt gemeinsam mit ihm Alternativen. Abhängig vom Beratungsansatz ist auch hier ein Kontinuum von eher direktivem bis hin zu non-direktivem Verhalten des Beraters zu beobachten.

Phase 5
Die fünfte Phase wird als Reflexion bezeichnet und dient der Bewertung des Gesprächsverlaufs, der Zusammenfassung des Erkenntnisgewinns und der Vereinbarung von konkreten Handlungsschritten. Der Klient hat an dieser Stelle die Möglichkeit, sich darüber zu äußern, wie zufrieden er mit dem Verlauf und den Ergebnissen des Gesprächs ist. Auch der Berater sollte für sich Zeit einräumen, das Gespräch auf der Metaebene zu betrachten und das eigene Verhalten zu reflektieren und zu hinterfragen. Die Selbstreflexion des Beraters findet außerhalb des Gesprächs statt, gehört aber zu einem professionellen Beratungsprozess.

Phase 6
Am Ende des Beratungsprozesses sollte das Gespräch bewusst beendet und dokumentiert werden. Es ist wichtig, dem Klienten die Möglichkeit aufzuzeigen, wie dieser Veränderungsprozess weiterhin begleitet werden und wer dabei Unterstützung bieten kann, um immer selbstständiger zu werden. Der Beratungsprozess ist mit einem Gespräch häufig nicht abgeschlossen, vielmehr schließt sich ein neuer Zyklus an.

Conclusio

Abschließend sei hier angemerkt, dass Patienten- und Familienedukation im Gesundheitswesen in Zukunft nicht mehr wegzudenken sein wird. Erfahrungswerte von Experten sowie mehrere Studien und Projekte zeigen, dass der Umgang mit der Krankheit und den therapeutischen Notwendigkeiten für Betroffene, Familienmitglieder und Angehörige durch professionelle Edukation enorm erleichtert wird.

Auch wenn es im ersten Moment den Eindruck erweckt, dass durch Edukation Mehrarbeit für das Personal im Gesundheitswesen entsteht, darf man nicht darauf vergessen, dass nicht nur die Betroffenen, ihre Familie und Angehörigen davon profitieren, sondern auch das Personal des Gesundheitswesens. Werden präventive Maßnahmen und pflegerische Tätigkeiten von den Betroffenen selbst oder von ihren Angehörigen übernommen, stärkt dies ihre Autonomie, was in der Folge zur Entlastung des Personals und demzufolge natürlich auch zu einer enormen Kosteneinsparung für das Gesundheitssystem führt. Es soll an dieser Stelle nicht der Eindruck entstehen, dass die Arbeit aus dem Krankenhaus nach Hause und auf die Betroffenen abgewälzt wird.

Menschen haben Interesse daran, ihr Leben in die eigenen Hände zu nehmen und darüber Kontrolle zu haben; außerdem erscheint es einleuchtend, dass die Mitwirkung und das Verständnis der Betroffenen, ihrer Familie und Angehörigen in Gesundheitsfragen essenziell sind (Zegelin, 2012, S. 185). Es gibt aber auch Situationen oder Momente, in denen Unterstützung oder Hilfe nicht gewünscht werden. In solchen Situationen ist diese Tatsache – also der freie Wille der Betroffenen – einfach zu akzeptieren. Jeder mündige Patient hat zu jeder Zeit die Freiheit, sich gegen gut gemeinte Ratschläge oder Therapien zu wehren.

Gute Pflege schreibt nicht vor, was Patienten zu tun haben. Die zu Pflegenden werden gepflegt, aber nicht beherrscht. Pflegepersonen sollen die Rechte der Patienten respektieren und gegebenenfalls sogar aktiv dafür eintreten (London, 2010, S. 224). „Die persönliche Freiheit ist und bleibt das höchste Gut des Menschen!“ (K. Adenauer).

Freiheit meint Selbstbestimmung. Freiheit ist die Unabhängigkeit von Fremdbestimmung, d. h. dass der Mensch selbst seinem Tun den bestimmten Inhalt gibt (Höffe, 2002, S. 82), und Willensfreiheit ist das Vermögen, von selbst anzufangen. Sie besteht darin, sich letztlich nicht von etwas außerhalb des eigenen Selbst, wie etwa von sozialen Zwängen, bestimmen zu lassen (Heteronomie), sondern selbst Ursprung seines So-und-nicht-anders-Wollens zu sein (Höffe, 2002, S. 84).

Häufig entsteht der Eindruck, dass diese Meinung nicht von allen im Gesundheitsbereich Tätigen vertreten wird. Schnell wird ein Patient als „non compliant“ (ein veralteter Ausdruck) abgestempelt, wenn er nicht tut, was *gewünscht oder empfohlen* wird. Dabei würden viele Menschen in einer ähnlichen Situation gar nicht anders reagieren. Eine sehr gute Möglichkeit, diese Situationen gar nicht erst entstehen zu lassen, ist ein Perspektivenwechsel, was bedeutet, sich in die Situation der Betroffenen zu versetzen und Empathie zu zeigen. Warum sollten sich mündige erwachsene Menschen sagen lassen, was sie tun oder nicht tun sollen oder sogar müssen, wenn sie daran zweifeln oder keinen Sinn darin sehen? Personen aus dem Gesundheitsbereich mögen zwar über Wissen verfügen, das Patienten in bestimmten Situationen helfen könnte, das heißt jedoch noch lange nicht, dass dieses Wissen auch angenommen werden muss.

Der Wunsch, dass sich Patienten bewusst für eine vorgeschlagene Verhaltensänderung entscheiden und partnerschaftliches Zusammenarbeiten zustande kommt, hat nichts mit Compliance zu tun. Compliance bedeutet nämlich die fraglose Befolgung der ärztlichen Anordnung durch den Patienten (London, 2010, S. 224). Aus diesem Grund hat es einen patriarchalen Einschlag und somit nichts mit partnerschaftlicher Zusammenarbeit zu tun – vor allem hat es im Gesundheitsbereich nichts zu suchen. Compliance ist ein veralteter Begriff und wird leider immer wieder synonym mit Adhärenz verwendet.

Adhärenz bedeutet, gemeinsam vereinbarte Behandlungsziele zu erreichen. Und darum geht es im Gesundheitswesen – gemeinsames Zusammenarbeiten, um gemeinsam ein zufriedenstellendes Ergebnis für alle Beteiligte zu erzielen.

Literatur

Abt-Zegelin, A. (2010): Einleitung zur deutschen Ausgabe. In: F. London (Hg.): Informieren, Schulen, Beraten. Praxishandbuch zur pflegebezogenen Patientenedukation. Bern: Hans Huber, S. 21–24

Ansen, H. (2012): Der Beratungsprozess. In: D. Schaeffer/S. Schmidt-Kaehler (Hg.): Lehrbuch Patientenberatung. Bern: Hans Huber, S. 145–155

Bamberger, G. G. (2010): Lösungsorientierte Beratung. Weinheim, Basel: Beltz

Boinay, F./Hahn, S./Sommerhalder, K. (2009): Patienten- und Angehörigenedukationsprogramme: eine zentrale Aufgabe der Pflege. In: C. Abderhalden/S. Hahn/I. Needham/S. Schoppmann/M. Schulz/H. Stefan (Hg.): Leadership in der psychiatrischen Pflege. Eine Herausforderung für Praxis – Management – Ausbildung – Forschung – Politik. Unterostendorf: IBICURA, S. 122-129. www.pflege-in-der-psychiatrie.eu/Kongressband_2009-Inhalt.pdf (30.12.2012)

Brüchner, J./Ludwig, N./Büker, C. (2014): „Das Gefühl, noch etwas tun zu können". In: D. Eberhart/M. Roes/K. S. Rohde/S. Schewior-Popp/K. Schneider/A. Zegelin (Hg.): Angehörigenedukation in der Palliativversorgung. Mikroschulung Mundpflege. PADUA (3), S. 175–179

Dewe, B./Schaeffer, D. (2012): Zur Interventionslogik von Beratung in Differenz zu Information, Aufklärung und Therapie. In: D. Schaeffer/S. Schmidt-Kaehler (Hg.): Lehrbuch Patientenberatung. Bern: Hans Huber, S. 59–86

Doll, A./Hummel-Gaatz, S. (2007): Unterstützung, Beratung und Anleitung in gesundheits- und pflegerelevanten Fragen fachkundig gewährleisten. In: A. Warmbrunn (Hg.): Werkstattbücher zu Pflege heute. München: Elsevier, S. 1–118

Fittkau, B. (2003): Zum Stellenwert von Diagnostik in der Pädagogischen Beratung. In: C. Krause/B. Fittkau/R. Fuhr/H.-U. Thiel (Hg.): Pädagogische Beratung. Paderborn: Schöningh, S. 51–72

Fuhr, R. (2003a): Beratungsansätze unter vier Perspektiven der Wirklichkeit – ein Orientierungskonzept. In: C. Krause/B. Fittkau/R. Fuhr/H.-U. Thiel (Hg.): Pädagogische Beratung. Paderborn: Schöningh, S. 87–103

Fuhr, R. (2003b): Humanistisch-psychologische Beratungsansätze. In: C. Krause/B. Fittkau/R. Fuhr/H.-U. Thiel (Hg.): Pädagogische Beratung. Paderborn: Schöningh, S. 104–118

Höffe, O. (2002): Lexikon der Ethik. 6. Aufl. München: C. H. Beck
Kapsch, K. (2015): Kerncurriculum Kommunikation. PADUA (4)
Klug Redmann, B. (2007): Patientenedukation. Kurzlehrbuch für Pflege- und Gesundheitsberufe. Bern: Hans Huber
Knelange, C./Schieron, M. (2000): Beratung in der Pflege – als Aufgabe erkannt und professionell ausgeübt? www.dg-pflegewissenschaft.de/pdf/PfleGe0100knelange_schieron (27.09.2012)
Koch-Straube, U. (2008): Beratung in der Pflege. Bern: Hans Huber
Krause, C. (2003): Pädagogische Beratung: Was ist, was soll, was kann Beratung? In: C. Krause/B. Fittkau/R. Fuhr/H.-U. Thiel (Hg.): Pädagoische Beratung. Paderborn: Schönigh, S. 15–31
Lörken, J. (2015): Edukation von Bewohnern und Bewohnerinnen der stationären Altenpflege am Beispiel der Versorgung mit Harninkontinenzmitteln. PADUA (2), S. 109–114
London, F. (2010): Informieren, Schulen, Beraten. Praxishandbuch zur pflegebezogenen Patientenausgabe. 3. Auflage. Bern: Hans Huber
Schaeffer, D. (2008): Der erste Schritt zur Besserung. PADUA, S. 6–12
Schaeffer, D./Schmidt-Kaehler, S. (2012): Lehrbuch Patientenberatung. Bern: Hans Huber
Schewior-Popp, S. (2005): Lernsituationen planen und gestalten. Handlungsorientierter Unterricht im Lernfeldkontext. Stuttgart: Thieme
v. Schlippe, A./Schweitzer, J. (2012): Lehrbuch der systemischen Therapie und Beratung I. Das Grundlagenwissen. Göttingen: Vandenhoeck & Ruprecht
Schröder, H. (2015): Kommunikation. In: E.-M. Panfil/G. Schröder (Hg.): Pflege von Menschen mit chronischen Wunden. Bern: Hofgrefe, S. 97–111
Segmüller, T. (2015): Beraten, Informieren und Schulen in der Pflege. Bern: Hogrefe
Steinbach, H. (2007): Gesundheitsförderung. Wien: Facultas
Tolsdorf, M. (2010): Mikroschulungen. https://www.thieme.de/statics/dokumente/thieme/.../le7_210_3_schutz.pdf (10.08.2013)
Watzlawick, P. (2011): Menschliche Kommunikation. 12. Auflage. Bern: Hans Huber
Zegelin, A. (2012): Informieren, Schulen und Beraten als Präventionsstrategie. In: G. Schröder/J. Kottner (Hg.): Dekubitus und Dekubitusprophylaxe. Bern: Hans Huber, S. 185–196

Wittener Werkzeuge: Pflege durch Kommunikation

Eine Einladung an Pflegende

Günter G. Bamberger

Beim Stichwort „Pflege“ wird meistens die medizinische Behandlung und körperliche Versorgung von Kranken, Behinderten, Alten assoziiert – und die Insider, also die Pflegenden selbst, ergänzen noch den Hinweis auf die detaillierte Dokumentation all dieser Arbeiten, weil nur das vergütet wird, was Schwarz auf Weiß festgehalten wurde. So eine Praxis hat natürlich Auswirkungen auf das, was man für wichtig hält und worauf man bei seinem Tun achtet. Institutionelle Pflege, so könnte man pointiert formulieren, bedeutet aktive Sorge für körperliches Wohlergehen, das in aufwändiger Verwaltungsarbeit dokumentiert werden kann.

Wenn ich nun zu einer „Pflege durch persönliche Kommunikation“ einlade, dann geben mir die Insider gerne zu verstehen, dass es so etwas längst gebe, dies aber nebenher laufe bzw. nebenher laufen müsse, denn für richtige Gespräche fehle schlichtweg die Zeit! Gleichzeitig ist zu spüren, dass die Betreffenden das bedauern, selbst darunter leiden. Denn dass die zu Pflegenden mehr Gespräche wünschen, das spüren die Pflegenden nur allzu deutlich und allzu oft. Stelle ich mich noch als Psychologe vor, dann berichten sie gerne davon, was sie an psychologischen Beratungskonzepten während ihrer Ausbildung alles gelernt hätten und dass sie das alles natürlich noch wüssten, aber in der Realität eines Klinikalltags oder angesichts der Stellenbesetzung in einem Altenheim, da funktionierten die Dinge halt anders. Unausgesprochen liegt noch ein „Grau, grau ist alle Theorie!“ in der Luft – ebenso die Aufforderung, meinen „Wittener Werkzeugkoffer“ am besten gleich wieder wegzupacken.

An dieser Stelle haben Sie als Leser die Möglichkeit, in diesem Sinne gleich zum nächsten Kapitel weiterzublättern – oder sich aber doch auf meine Einladung einzulassen, um wenigstens die „Theorie einer Pflege durch Kommunikation“ kennenzulernen. Vielleicht kann ich Ihre Neugierde darauf noch stärken durch den Hinweis, dass das, was ich jetzt vorstellen werde, letztlich von Insider-Profis entwickelt worden ist, und zwar von einer Arbeitsgruppe unter der Leitung von Prof. Dr. Angelika Zegelin am Department Pflegewissenschaft der Uni Witten/Herdecke.

Es war das Anliegen von Angelika Zegelin, diese Alltagspraxis der „Gespräche nebenher“, der „Gespräche zwischen Tür und Angel“, der „dialogischen Pflege“, als etwas ganz Wichtiges und Wertvolles in der Pflege bewusst zu machen – und das nicht nur den Pflegenden selbst, sondern in gleicher Weise den Vorgesetzten und all den Verantwortlichen, die den pflegerischen Arbeitsalltag durch ihre organisatorischen Entscheidungen maßgeblich gestalten.

Wie sieht denn dieses „Nebenher" aus?

Es ist z. B. das kurze, achtsame Hinschauen nicht nur auf die zu versorgende Wunde, sondern auf diesen Menschen; es bedeutet, diesem Menschen für einen kurzen Moment das Ohr zu leihen und wirklich hinzuhören; es zeigt sich im Widerspiegeln von Empathie und Mitgefühl für das, was im Moment das Schicksal dieses Menschen ausmacht; es drückt sich aus in scheinbar beiläufigen Informationen und kleinen Mutmachern durch Worte, die Verständnis und Hoffnung schenken; es wird für den Patienten direkt spürbar durch tröstende Berührungen, die ihm das Gefühl von Verbundenheit schenken, usw. Es sind so unendlich viele Formen eines solchen „achtsamen Nebenhers“, eines solchen „personalisierten Pflegens“ denkbar – und sie werden von den allermeisten Pflegenden geradezu selbstverständlich praktiziert. So selbstverständlich, dass sie vergessen haben, wie wichtig, manchmal geradezu überlebenswichtig das für Kranke, Behinderte und Alte ist und wie dankbar diese ihnen in solchen Momenten sind. Bei aller berechtigten Euphorie für den technischen und medikamentösen Fortschritt der aktuellen Medizin bleibt das Paracelsus zugesprochene Zitat meines Erachtens aber doch zeitlos gültig: „Die beste Medizin für den Menschen ist der Mensch!“

Nochmal: Es ist das Anliegen von Angelika Zegelin und ihrer Arbeitsgruppe, diese „Gespräche nebenher“, die sowohl verbales als auch nonverbales „Sprechen“ beinhalten, aus ihrem Schattendasein herauszuholen und als pflegerische Dienstleistung ins Bewusstsein der Öffentlichkeit zu bringen – verbunden mit der Hoffnung, dass die Pflegenden in ihrer bewundernswerten Arbeit den „aufrechten“ Stolz gewinnen, der ihnen zusteht. Und zugleich ist das verbunden mit der Erwartung, dass wir, die wir alle irgendwann mit diesen Pflegenden kürzer oder länger in Kontakt kommen, dankbar sind für diese wirklich humane Pflege, die eben sowohl den medizinischen als auch den psychischen Belangen gerecht wird – und dieser Dankbarkeit dann auch öffentlich mehr Ausdruck verleihen.

Warum ist „psychische Pflege" so wichtig?

Menschen sind bedürftige Wesen – und das nicht nur somatisch, sondern auch psychisch. Der amerikanische Psychologe Abraham Maslow (1977) beschreibt vier psychische Bedürfnisebenen: Auf unterster Ebene geht es um Orientierung, Kontrolle und Sicherheit; auf der nächsthöheren Ebene sind soziale Bedürfnisse wie die nach Zuwendung, Zugehörigkeit oder Geborgenheit relevant; drittens sind wir für unser Wohlbefinden angewiesen auf Erfolg, Anerkennung und Wertschätzung; an der Spitze der Maslow'schen Bedürfnispyramide geht es um Selbstverwirklichung, also um das Streben, die in der Person angelegten Potenziale zu entwickeln und selbstgesetzte Ziele zu verfolgen. Unsere alltägliche Lebenswelt bietet meist vielfältige Möglichkeiten, um selbst immer wieder eine ausbalancierte Bedürfnislage zu sichern, und das auf allen Bedürfnisebenen. Als Patient im Krankenhaus oder als Bewohner in einem Pflegeheim erleben wir uns von all diesen vertrauten Ressourcen jedoch weitgehend abgeschnitten und erfahren uns als hilfebedürftig in unserer ganzen Person.

Pflegende, die sich dieser besonderen Bedürfnislage ihrer Patienten bzw. Bewohner bewusst sind und auch eine entsprechende emotionale Resonanz in sich zulassen, sind schon dabei, ihrerseits mit ganzer Person auf ihr Gegenüber zu reagieren. Sie bieten dann – meist ganz intuitiv – genau das, was Paracelsus als „menschliche Medizin" bezeichnet.

Aus welchen Ingredienzen besteht diese „menschliche Medizin"?

Zwei „Zutaten" sind bereits angesprochen: das bewusste Wahrnehmen einer Bedürfnislage, was mit einer entsprechenden „Achtsamkeit" einhergeht, und dann die emotionale Resonanz darauf, umgangssprachlich als „Mitgefühl" bezeichnet. Die Wittener Arbeitsgruppe konnte über die Analyse alltäglicher pflegerischer „Nebenher-Kommunikationen" noch drei weitere Merkmale einer solchen psychischen Pflege ausmachen, wie sie auch in den Beispielen oben bereits erwähnt worden sind: ein wirklich aufmerksames Hinhören, als „Einlassung" gekennzeichnet; ein verstehendes und auch Mut machendes Sprechen, als „Ermutigung" beschrieben; und ein körperliches Kontakt-Aufnehmen, was sich in entsprechenden Berührungen konkretisiert. Das ist schon alles: Achtsamkeit, Einlassung, Mitgefühl, Ermutigung, Berührung – fünf Merkmale einer hilfreichen Kommunikation. Sie stehen für die fünf Kanäle oder Aspekte menschlicher Kommunikation: schauen, hören, fühlen, sprechen, tun. Und sie repräsentieren insgesamt eine Haltung der „Mit-Menschlichkeit".

Sind das schon die „Wittener Werkzeuge"?

Jein! Man könnte es tatsächlich dabei bewenden lassen, und in den meisten Lehrbüchern zu den psychologischen Aspekten einer guten Pflege hat es damit auch sein Bewenden, wenn vielleicht auch mit etwas anderen Begrifflichkeiten und einer anderen Herleitung, vorzugsweise von psychotherapeutischen Konzepten, wie z. B. der klientenzentrierten Psychotherapie eines Carl Rogers (die aber von ganz anderen Zeitbudgets für beratende Gespräche ausgeht!). So weit gesehen können Sie also mit gutem Recht sagen: „Kennen wir schon, machen wir ja bereits, muss halt fix gehen, ist nichts Neues!"

Das Neue kommt jetzt: Wie gut eine derartige „PatientCare" tatsächlich gelingt, wird nicht nur von den genannten Werkzeugen der Kommunikation abhängen. Mindestens ebenso bedeutsam ist, ob die pflegende Person all das in einer authentischen Art und Weise zu vermitteln vermag. Authentizität oder Stimmigkeit bedeuten in diesem Zusammenhang, dass dieses kommunikative Beziehungsangebot, das psychische Unterstützung und Stärkung intendiert, von der pflegenden Person sozusagen vorgelebt und damit für den Patienten intuitiv spürbar wird, z. B. als Offenheit, Ruhe, Stärke. Dadurch kann etwas wirksam werden, was man ansonsten im medizinischen Bereich fürchtet und unter allen Umständen zu vermeiden trachtet: Ansteckung. Hier geht es jedoch um eine emotionale Ansteckung, eben mit jener Ruhe, Stärke usw. Also ist die pflegende Person gefordert, und das Konzept der Wittener Werkzeuge lädt sie dazu ein, nicht allein den Patienten im Auge zu behalten, sondern in gleicher Weise gut auf sich selbst zu achten. Es sind sowohl Werkzeuge der „PatientCare" als auch solche der „SelfCare" wichtig. Man kann sogar sagen, PatientCare wird nur auf der Basis von SelfCare gelingen und lässt sich auch nur auf diese Weise langfristig durchhalten. Entsprechend sollten die Werkzeuge einer SelfCare am Anfang des „Wittener Lernprozesses" stehen. „Wenn Sie sich mehr mit sich selbst verbinden, verbinden Sie sich auch tiefer mit anderen Menschen. Ohne diesen ersten Schritt ist der zweite nicht möglich. Nehmen Sie sich also jeden Tag etwas Zeit, um mit sich selbst in Kontakt zu sein" (Thich Nhat Hanh, 2014, S. 39).

Um eine solche „psychische Eigenpflege" – quasi das Pendant der psychischen Patientenpflege – aber doch als etwas Eigenständiges hervorzuheben, hat sich die Wittener Arbeitsgruppe nach langen Diskussionen auf folgende Werkzeug-Termini geeinigt: Selbstachtung, Intuition, Selbst-Spürung, Selbstermutigung, Selbststärkung. Die folgende Übersicht macht dabei die Zusammenhänge beider Care-Aspekte deutlich:

PatientCare		Modalität		SelfCare
Achtsamkeit	←	schauen	→	Selbstachtung
Einlassung	←	hören	→	Intuition
Mitgefühl	←	fühlen	→	Selbst-Spürung
Ermutigung	←	sprechen	→	Selbstermutigung
Berührung	←	tun	→	Selbststärkung

Abb. 1: Werkzeuge der PatientCare und der SelfCare

Also: Zu einer psychischen Pflege gehören gleichermaßen Aspekte einer PatientCare wie die einer SelfCare – Letzteres vorrangig! Das heißt: Seminare zu den Wittener Werkzeugen, in denen diese Double-Care im Detail vorgestellt und vermittelt wird, beginnen mit SelfCare der Pflegenden! Das hat absoluten Vorrang in einem Arbeitskontext, der aktuell den Mitarbeitern alles abverlangt. PatientCare wird ja in Form der „Gespräche nebenher" auch längst praktiziert, gehört zum routinierten Arbeitsalltag, allerdings ohne gleichzeitig in die eigene Person zu „investieren". Das kann auf die Dauer nicht gut gehen. Und die relativ kurzen Verweilzeiten in pflegerischen Berufen, insbesondere in der Altenpflege, sprechen hier eine deutliche Sprache.

Sollen wir uns jetzt auch noch um uns selbst kümmern?

Absolut! Pflege braucht Pflege! Pflege gehört zu den besonderen Berufen, deren Tun ganz zentral durch das eigene So-Sein und eine „seelennahe" Begegnung von Person zu Person zur Wirkung kommt. Und wer soll sich um Selbstpflege kümmern, wenn nicht die Pflegenden selbst?! In den psychosozialen Berufen ist dafür die Bezeichnung „Selbstfürsorge" gängig – und die entsprechende Praxis eine Selbstverständlichkeit, z. B. in Form von Supervision.

An dieser Stelle winken viele Pflegenden ab – so ist jedenfalls meine Erfahrung. Sie beschreiben – verständlicherweise – lieber ausführlich die Probleme und Zwänge ihres Arbeitsalltags und geraten auf diese Weise in eine „Klageschleife". In der bleiben sie meist nicht lange allein, weil viele ihrer Kolleginnen und Kollegen solche Erfahrungen teilen. Immerhin stellt sich dadurch das relativ angenehme Gefühl von kollegialer Vertrautheit und

Zusammengehörigkeit ein. Das hilft ein wenig, die Belastungen zu ertragen. Ein weltberühmter Psychologe, der Amerikaner Martin Seligmann, hat für derartige Verhaltensweisen den Begriff „gelernte Hilflosigkeit" geprägt. Genau das ist es: Zusammengehörigkeit mit einem Selbstkonzept der Ohnmacht und der Resignation, das sich im Austausch mit den Mit-Klagenden auch noch verstärkt. Diese Entwicklung hat sicherlich ihre (guten) Gründe, und es täte mir deshalb leid, wenn Sie sich als Pflegende jetzt missverstanden oder gar „gegen den Strich gebürstet" fühlen sollten. Stattdessen möchte ich für eine Utopie werben. Ja, Sie haben richtig gelesen: Utopie! Lassen Sie mich das erklären:

Es gibt in Vorarlberg ein Fortbildungszentrum, das Bildungshaus St. Arbogast, das alle zwei Jahre eine einwöchige Veranstaltungsreihe mit folgendem Motto anbietet: „Tage der Utopie – Entwürfe für eine gute Zukunft. So kommt Neues in die Welt!" Viele Experten aus den unterschiedlichsten Bereichen der Wissenschaft und der Praxis laden mit Vorträgen und Workshops ein zu einem „Festival für neues Denken". Im Untertitel zu dieser Veranstaltungsreihe heißt es: „Die Tage der Utopie regen dazu an, selbst aktiv zu werden". Genau dazu laden auch die Wittener Werkzeuge ein: selbst aktiv zu werden, und zuallererst für sich selbst! Das meint SelfCare.

Wie geht SelfCare genau?

Ich hoffe, diese Frage ist jetzt nicht Ihre Frage. Denn, und nun wiederhole ich mich: Wer, wenn nicht Sie, kann wissen, was Ihnen gut tut?! Im Rahmen der Seminare zu den Wittener Werkzeugen werden die Referenten zwar über allgemeine „Rezepte" für Wohlbefinden berichten – die sogenannte „Positive Psychologie" hat dazu ja eine ganze Reihe von Forschungsergebnissen vorgelegt, die deutlich machen, worauf man achten sollte. Und auch die zuvor schon genannten Kategorien wie Selbstachtung, Intuition, Selbst-Spürung usw. als Kernelemente von SelfCare sind hier eine Diskussion wert. Letztlich wird es aber viel spannender, eigene Suchprozesse zu starten und im Austausch über das Gefundene sich und die anderen Seminarteilnehmer geradezu zu beflügeln – zu einem „Festival neuer Ideen" eben. In einem solchen Tun geschieht regelmäßig auch so etwas wie ein kleines Wunder – es wächst nämlich Energie anstelle von Ohnmacht, Hoffnung anstelle von Resignation, und damit etabliert sich ein positiver Zirkel mit selbstverstärkender Wirkung.

Wichtig: Es geht bei solchen Überlegungen und innerem Suchen nicht um große Entwürfe für ein gelingendes Leben, vielmehr geht es um die ganz kleinen Dinge und kurzen Augenblicke im Arbeitsalltag, die jedoch in ihrem

Immer-wieder-mal höchst wirksam sind, wie ein gutes Medikament. Vor allem, wenn es sich um eine personalisierte Medizin handelt! Um das einfach mit einigen Beispielen zu konkretisieren, wie sie von Seminarteilnehmern genannt worden sind, und zwar zum Werkzeug „Selbststärkung": immer wieder kurz innehalten, tief durchatmen, sich körperlich aufrichten („Power Posing"), bewusst die Schultern entspannen, Zeitinseln schaffen, einen Kaffee genießen, kollegiale Beratung suchen, sich fortbilden, Ausgleichssport betreiben, jeden Tag mit einem Geschenk für sich selbst beginnen (z. B. eine kleine Meditation, eine Yoga-Übung, ein ruhiger Blick aus dem Fenster, kurzes In-die-Sonne-Blinzeln, eine bestimmte Musik, ein angenehmer Duft), Auszeiten genießen, sich Wohlfühloasen schaffen, Freundschaften pflegen, seinen „Lebensschatz" nutzen, spirituelle Ideen erweitern, Sinn suchen usw.

Oh, womöglich haben Sie beim Lesen schon etwas entdeckt, das Sie direkt angesprochen und zum Ausprobieren eingeladen hat. Damit wären Sie schon bei den Wittener Werkzeugen mit dabei – genauer: beim Wittener-Werkzeuge-Prozess. Sie sehen, das Konzept der Wittener Werkzeuge versteht sich nicht als etwas, was man womöglich auswendig lernen sollte, vielmehr geht es um ein ständiges Schauen und Suchen und Probieren, um so sich selbst in einen ganz eigenen Entwicklungsprozess im ganz individuellen Arbeitskontext in Gang zu bringen.

Bewundernswerte Vorkämpferin für SelfCare ist natürlich Juliane Juchli, Schweizer Krankenpflegerin und Ordensschwester. Sie wurde vor allem bekannt als Autorin des führenden Pflege-Handbuchs („die Juchli"). Auf ihren vielen Vorträgen betont sie immer wieder: „Pflege heißt auch – und vor allem –, pfleglich mit sich selbst umzugehen!"

Was jetzt – zuerst SelfCare und dann PatientCare oder doch umgekehrt?

Mal so und mal so! Insgesamt gesehen ist „Pflege durch Kommunikation", wie sie mit den Wittener Werkzeugen beschrieben wird, mit einem doppelten Anspruch bzw. einer „dualen Ethik" verknüpft, nämlich sowohl patientenzentriert zu kommunizieren und Patienten zu unterstützen als auch das eigene Wohl im Auge zu behalten und in systematischer Weise für sich selbst zu sorgen, sich selbst Gutes zu tun, um aus dieser Lebendigkeit heraus dann auch patientenzentriert handeln zu können. Der Philosoph Wilhelm Schmid (2010, S. 299) spricht in diesem Zusammenhang von der „Muschelkompetenz der Seele", also einerseits der Fähigkeit, sich ganz zu öffnen und sich auf andere einzulassen, andererseits sich aber auch immer wieder zurückzunehmen, sich zu verschließen, um ganz bei sich zu sein und so neue Kräfte zu gewinnen.

Und das soll im Arbeitsalltag wirklich funktionieren?

Danke für diese skeptische Nachfrage! Wir alle wissen es und machen immer wieder die entsprechenden Erfahrungen: Von dem, was einem vom Kopf her vernünftig und logisch erscheint, ist es noch ein langer Weg bis zum tatsächlichen praktischen Tun. Oder fachpsychologisch ausgedrückt: Die Steuerung unseres Verhaltens basiert viel stärker auf emotionalen Prozessen tieferliegender Hirnstrukturen (limbisches System) als auf rationalen Argumenten der Hirnrinde (Kortex.) Der „Untergrund" unseres Denkens bringt dabei immer klar zum Ausdruck, was er mag und was nicht, und so wird es dann in der Regel auch gemacht. Was man (d. h. das limbische System) mag, basiert auf entsprechenden Vorerfahrungen bzw. auf dem, was uns bei anderen beliebt macht. Niels Birbaumer (2014, S. 25), einer der führenden Hirnforscher weltweit, meint: „Unser Gehirn prüft permanent, ob unsere Aktionen den gewünschten Effekt haben, ob sie uns einen Gewinn bringen (Anerkennung, Erfolg, Reichtum, Prestige, Liebe), und wenn dem so ist, werden sie wiederholt; und wenn nicht, dann werden sie beizeiten abgestellt. Das hat in der Natur zum Überleben beigetragen." Für die Umsetzung der Wittener Werkzeuge heißt das: Wenn Sie diese kennen, mag das für Ihren Kortex interessant sein, das limbische System kümmert das jedoch wenig, und insofern bleibt das ohne Konsequenzen für Ihr Verhalten. Gleich nochmal ein berühmter Hirnforscher, Gerald Hüther (2010): „Wir wissen so viel, wie wir es machen müssten, damit es anders würde, und machen es nicht anders. Was wir also haben, ist kein Erkenntnisdefizit, wir haben ein Umsetzungsdefizit!" So, und jetzt komme ich zum „dritten Standbein" der Wittener Werkzeuge: nach PatientCare und SelfCare nun „TeamCare". Damit ist die Trias der Wittener Werkzeuge vollständig. Lassen Sie mich die Idee von TeamCare erklären:

Jeder von uns hat schon die Erfahrung gemacht, dass eine Person eines Arbeitsteams irgendeine Fortbildung besucht hat und nun fast schon euphorisiert ins Team zurückkommt. Sie berichtet, dass man nach neuesten Erkenntnissen bislang im Team „suboptimal" gearbeitet habe und deshalb ... Der Rest ist Ihnen vertraut – einschließlich der langfristigen Konsequenz, nämlich dass es beim Suboptimalen bleibt, dass sich überhaupt nichts ändert. Man weiß, dass sich die Euphorie des Lehrgangsheimkehrers nach einigen Tagen wieder beruhigt haben wird bzw. dass man den Kollegen wieder „glattbügeln" kann und es dann wie gewohnt und vertraut weitergeht.

Möchte man, dass es anders läuft ... tja, was könnte man dann tun? Die übliche Antwort, wenn man diese Frage in den Wittener-Werkzeuge-Seminaren zur Diskussion stellt, lautet: Man müsste zuerst die Oberen, die Vorgesetzten schulen. Also, das wäre in der Tat eine tolle Sache, würde mich begeistern. Am allerbesten gefällt mir jedoch, was im Trierer Klinikum (Krankenhaus der Barmherzigen Brüder) passiert ist: Das, was die geschulten Pflegekräfte auf ihren Stationen berichtet und weitergegeben haben, hat sich bis zu den „Oberen" durchgesprochen, sodass diese neugierig geworden sind und wenigstens in einer Kurzschulung erfahren wollten, was „Wittener Sache" ist. „Bottom-up-Prozess" würden die systemischen Experten voller Bewunderung sagen. Und das geht nochmals weiter: In einem der Follow-up-Seminare sitzen jetzt „Obere" und „Untere" zusammen und kommen so in einen direkten fachlichen Dialog. Das ist fantastisch!

Damit wieder zum eigentlichen Thema, zur TeamCare: Schaut man sich nämlich genauer an, wie dieses „Wittener Wachstum" in Trier in Gang gekommen ist und wie es bis heute funktioniert, dann ist das die Weitergabe der Wittener Ideen bei den Besprechungen auf Stationsebene, und das auf eine Art und Weise, die eben getragen ist von SelfCare. So etwas wirkt einladend, vor allem für das limbische System. In der Lernpsychologie nennt man so etwas „Lernen am Vorbild" oder „Modelllernen", und Studien belegen, dass dies die effektivste Form ist, um zu neuem Verhalten zu kommen. Wenn man sich dann langfristig noch der Unterstützung und Wertschätzung dieser Kollegen hinsichtlich eigener Wittener Versuche sicher sein kann, dann beginnt sich etwas zu entwickeln und zu etablieren, was das Wittener Entwicklerteam eben als TeamCare bezeichnet hat.

Die Antwort auf Ihre Frage ist also: PatientCare und SelfCare lassen sich nur dann nachhaltig im Berufsalltag realisieren, wenn die Kolleginnen und Kollegen dies unterstützen – und umgekehrt: wenn ich diese dabei unterstütze. Genau das meint TeamCare.

Mir wird schwindlig bei so vielen Begriffen. Kann ich mal eine Übersicht haben?

Vielleicht ist es an dieser Stelle tatsächlich hilfreich, einmal Kurzdefinitionen für die dargestellten drei Care-Konzepte zu präsentieren, sonst wird es bei der Nähe dieser Begrifflichkeiten untereinander doch leicht verwirrend. Also, hier ein Definitionsangebot der Wittener Entwicklergruppe:

- *PatientCare:* sich auf den Patienten/Hilfebedürftigen so einlassen, dass es ihm psychisch besser geht. Und das mit folgenden Werkzeugen:
  - Schauen, d. h. den Patienten wertschätzend wahrnehmen: Achtsamkeit;

- Hören, d. h. dem Patienten wirklich Gehör schenken: Einlassung;
- Fühlen, d. h. dem Patienten in seiner Gefühlswelt begegnen: Mitgefühl;
- Sprechen, d. h. den Patienten inspirieren und stärken: Ermutigung;
- Tun, d. h. dem Patienten persönliche Nähe vermitteln: Berührung.

- *SelfCare:* mit sich selbst so umgehen, dass es einem psychisch besser geht. Und das mit folgendem Werkzeugset:
  - Schauen, d. h. sich selbst achtsam im Blick haben: Selbstachtung;
  - Hören, d. h. sein Ohr hellhörig nach innen richten: Intuition;
  - Fühlen, d. h. sensibel bei sich selbst sein: Selbst-Spürung;
  - Sprechen, d. h. sich selbst positiv instruieren: Selbstermutigung;
  - Tun, d. h. für sich selbst gut sorgen: Selbststärkung.
- *TeamCare:* mit den Kolleginnen und Kollegen so umgehen, dass es ihnen psychisch besser geht. Und vielleicht gehen sie dann auch mit mir in dieser Art und Weise um:
  - Das psychologische „Prinzip der Gegenseitigkeit" besagt, dass mein Verhalten den Kommunikationspartner unausgesprochen zu einem symmetrischen Reagieren einlädt: „Wie du mir, so ich dir!", lautet diese psychologische Gesetzmäßigkeit. Wenn ich also Unterstützung erwarte, dann besteht ein guter Anfang darin, dem anderen genau so zu begegnen und mit ihm so umzugehen, wie ich es mir umgekehrt von ihm wünsche. In der philosophischen Ethik nennt man das die „Goldene Regel". Mahatma Ghandi hat sie so formuliert: „You must be the change you want to see in the world." Für eine solche implizite Einladung zur Gegenseitigkeit bieten sich die Werkzeuge der SelfCare an, nun im Dienste der TeamCare, d. h. es geht darum, die Kolleginnen und Kollegen zu unterstützen hinsichtlich ihrer Selbstachtung, Intuition, Selbst-Spürung, Selbstermutigung und Selbststärkung. Die Werkzeuge der SelfCare und die der TeamCare sind also dieselben.

Die grafische Veranschaulichung von PatientCare, SelfCare und TeamCare sieht dann so aus:

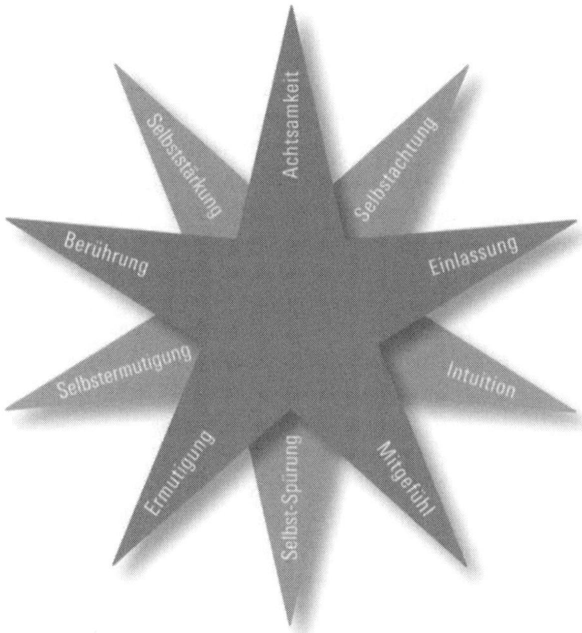

Abb. 2: Wittener Stern

Noch ein wichtiger (wiederholter) Hinweis: Jedes Werkzeug lässt sich auf vielfältige Weise anwenden. Beim Werkzeug „Ermutigung“ kann man z. B. Positives thematisieren, Anerkennung und Wertschätzung ausdrücken, Ressourcen bewusst machen, Fortschritte hervorheben, Zielsetzungen unterstützen, sinnliche Erfahrungen vermitteln, Sinnperspektiven thematisieren, mit Begeisterung anstecken, zu einer Strategie der kleinen Veränderungsschritte einladen, nach Hilfewünschen fragen, Vorschläge unterbreiten, Hilfen anbieten usw. Im „Manual der Wittener Werkzeuge“, das alle Seminarteilnehmer erhalten, finden sich für sämtliche Werkzeuge solche Anwendungsbeispiele – als Anregung, um sich selbst auf die Suche zu machen. Die Wittener Werkzeuge sollten für die Seminarteilnehmer irgendwann das „Wittener“ verlieren und sich zu „meinen Werkzeugen“ ausformen.

Oje, was gibt es noch alles zu tun?

Ja, die Wittener Werkzeuge sind zwar einfach, aber es ist nicht leicht, sie in der Praxis zu leben! Deswegen verweist das Wittener Entwicklerteam immer wieder auf den „Wittener Prozess“. Der unterscheidet drei Phasen:

(1) Den Anfang bildet die theoretische Vermittlung der Werkzeuge in ihrer ganzen Breite an insgesamt acht Seminartagen: Einführung, SelfCare, PatientCare, TeamCare.

(2) Diese Seminartage sind in vier Zweitagesblöcken auf ein halbes Jahr verteilt. Die Zwischenzeiten bieten den Seminarteilnehmern dann die Gelegenheit, das Gehörte praktisch immer wieder auszuprobieren und damit zu experimentieren, und das in ihrem ganz spezifischen Arbeitskontext. Aus diesem konkreten Tun entsteht Selbsterfahrung, und die ermöglicht es, im Laufe der Zeit ein persönlich und kontextuell stimmiges Werkzeuge-Set für sich auszuwählen – und im Seminar dann wieder mit den anderen zu diskutieren, gegebenenfalls zu modifizieren, dann wieder in der Praxis zu erproben usw. Ein guter Begleiter ist dabei Carl Rogers: „Keine Idee eines anderen und keine meiner eigenen Ideen ist so maßgeblich wie meine Erfahrung. Ich muss immer wieder zur Erfahrung zurückkehren, um der Wahrheit, wie sie sich mir als Prozess des Werdens darstellt, ein Stück näher zu kommen" (Carl Rogers, 1976, S. 39).

Man kann das Ganze wieder grafisch darstellen:

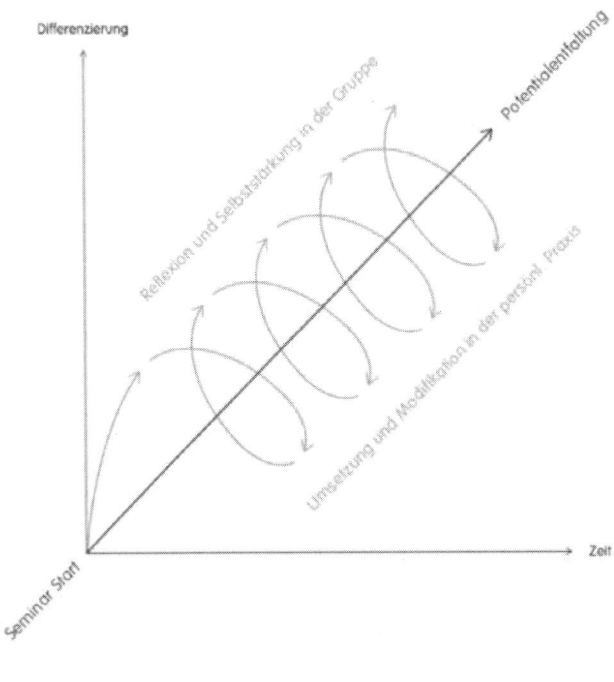

Abb. 3: Wittener Prozess

Den Übergang zur nächsten Phase stellt die Entscheidung dar, dass ich mir das bis dahin Entwickelte tatsächlich zu eigen machen und es in meinen Arbeitsalltag langfristig integrieren möchte.

(3) Je mehr praktische Erfahrung der Seminarteilnehmer in seinem Arbeitsalltag schließlich gewinnt, desto klarer und leichter beschreibbar wird seine Motivation, die mit diesem Tun korrespondiert. Und diese Motivation, d. h. die Ausrichtung des kommunikativen Verhaltens an einer persönlichen Haltung, repräsentiert dann die ganz individuelle Entwicklung im Sinne des Wittener Prozesses. Statt von Haltung kann man auch von „Einstellung" sprechen, Einstellung gegenüber meiner sozialen Umwelt in meinem beruflichen Kontext. Für diese Haltung/ Einstellung einen persönlich passenden Namen zu finden (so wie die Entwicklergruppe sich für „Mit-Menschlichkeit" entschieden hat), wird diesen Entwicklungsschritt abschließen.

Insgesamt gesehen bedeutet der Wittener Prozess, dass sich das ursprünglich werkzeugbezogene Handeln zu wertorientiertem Engagement wandelt. Aus einem bewussten „Werkzeuge-Anwenden" wird intuitives „Werte-Leben".

Von entscheidender Wichtigkeit für diesen Prozess ist – und darauf möchte ich immer wieder hinweisen – die Unterstützung durch die Kolleginnen und Kollegen. Damit kommt wieder TeamCare ins Spiel. Das, was in der Grafik oben mit „Reflexion und Selbststärkung in der Gruppe" beschrieben ist, meint anfangs die Seminargruppe, dann aber langfristig die TeamCare-Gruppe. Von ihrer Existenz wird letztlich abhängen – und das zeigen alle bisherigen Erfahrungen –, ob die Wittener Ideen in der betreffenden Einrichtung den notwendigen „Nährboden" vorfinden und wachsen können.

Nochmals zum Trierer Klinikum, das inzwischen von der Uni Witten/ Herdecke als Referenzklinik für die Wittener Werkzeuge zertifiziert worden ist: Die ursprüngliche Kerngruppe dort hat im Klinikpark ein „Wittener Bäumchen" gepflanzt, das nach anfänglichen Schwierigkeiten nun offensichtlich den Mut zum Wachsen gefunden hat.

Irgendwie habe ich immer noch gewisse Bedenken ...

Es gibt sicherlich vielerlei Bedenken, die einem beim ersten Kennenlernen der Wittener Werkzeuge durch den Kopf gehen. Am häufigsten: „Dazu fehlt die notwendige Zeit!"

Ja, echte Kommunikation kostet Zeit, geht immer mit Verlangsamung einher. Auf den ersten Blick jedenfalls. Es gibt jedoch eine Zeit danach, und da stellt sich die Frage, ob wir uns echtes Miteinander-Sprechen und achtsames Umgehen untereinander – was eben eine menschenwürdige Pflege ausmacht – leisten wollen. Die Wittener Arbeitsgruppe ist überzeugt, dass eine solche humane Investition der Solidarität lohnt. Und das sowohl für die Patienten als auch für die Pflegenden selbst. Ein Patient, der sich medizinisch und psychisch unterstützt erlebt, vermag seine eigenen Ressourcen besser zu aktivieren und so eigenständiger und kompetenter mitzuwirken. Nur so kann er wirklich mitgenommen und im Sinne von „Compliance" motiviert werden, womöglich verbunden mit zeitsparenden Effekten. Und die Pflegenden erkennen und leben wieder mehr von der Motivation, mit der sie sich ursprünglich für diesen menschennahen Beruf entschieden haben. Letztlich profitiert aber auch die betreffende Institution. Sie gewinnt Mitarbeiter, die wieder motivierenden Gestaltungsspielraum bei ihrer Arbeit wahrnehmen, diesen dann im Interesse der Qualitätsstandards allerdings auch einfordern. Insofern gilt für alle Beteiligten: Die Wittener Werkzeuge sind zwar einfach, aber nicht leicht in der Praxis zu leben. Es sei denn, man will eine humane Medizin – so, wie sie der Freiburger Medizinethiker Giovanni Maio (2015) fordert: „Wir müssen unabdingbar das Gespräch aufwerten, dem Wort eine ganz neue Bedeutung geben. Und doch ist es mit dem Wort nicht getan, denn noch grundlegender als das Sprechen ist das Hören […] Hinhörend bin ich beim Anderen." Dann realisiert sich das, womit er seinen Radiovortrag überschrieben hat: „Mitgefühl mit dem kranken Menschen: Plädoyer für einen Systemwechsel in der Medizin".

Wer vielleicht dennoch skeptisch gegenüber solchen „Utopien" bleibt, die Paracelsus vor über 500 Jahren entwickelt hat, kann sich ja zunächst auf die Werkzeuge der SelfCare konzentrieren – und sich überraschen lassen, welche Auswirkungen das auf sich und seine pflegerische Arbeit hat. Ich wünsche Ihnen gutes Gelingen!

Zum Schluss möchte ich zusammenfassen, was – aus meiner Sicht jedenfalls – das Besondere der Wittener Werkzeuge darstellt:

- Sie wurden entwickelt von Pflegenden für Pflegende im Bereich Kranken- und Altenpflege;
- sie reflektieren Aspekte einer förderlichen Beziehung zu den Patienten *und* zu sich selbst *und* zu den Kolleginnen und Kollegen;
- sie laden ein zu individueller Gestaltung dieses Beziehungsverhaltens, das für einen selbst und den jeweiligen Arbeitskontext wirklich passt;
- sie intendieren einen Prozess hin zu einer persönlichen Haltung im Sinne einer Wertorientierung, eines inneren Kompasses;

- sie vermitteln das Bewusstsein von Selbstwirksamkeit und Stolz auf psychologische Kompetenzen – und Stolz auf den pflegerischen Beruf.

Literatur

Birbaumer, N. (2014): Dein Gehirn weiß mehr, als du denkst. Berlin: Ullstein
Hüther, G. (2010): In der Fernsehreihe „Auf den Spuren der Intuition", U. Bohnefeld, Bayerisches Fernsehen
Maio, G. (2015): Mitgefühl mit dem kranken Menschen: Plädoyer für einen Systemwechsel in der Medizin. Radiosendung, 3.1.2015. Stuttgart: Südwestrundfunk
Maslow, A. H. (1977): Motivation und Persönlichkeit. Olten: Walter
Thich Nhat Hanh (2014): Achtsam sprechen – achtsam zuhören. Die Kunst der bewussten Kommunikation. München: Barth
Rogers, C. R. (1976): Entwicklung der Persönlichkeit. Stuttgart: Klett
Schmid, W. (2010): Die Liebe neu erfinden. Berlin: Suhrkamp

Stomaberatung

Martina Signer

Im Bereich Stomapflege ist Patientenedukation schon viele Jahre etabliert, wiewohl sie im allgemeinen Pflegebereich durchaus ausbaufähig ist. Dies beginnt bei der entsprechenden Berücksichtigung in der Pflegeausbildung, zeigt sich im Selbstverständnis von Pflegepersonen für Beratungskompetenz und spiegelt sich schließlich in der interprofessionellen Zusammenarbeit am Krankenbett wider.

Eine Stomaanlage (von Darm und/oder Blase) hat kein großes Image und wird häufig auch von den operativ tätigen Medizinern als etwas betrachtet, was vermieden werden soll. Diese Tatsache ist für die von einer Stomaanlage betroffenen Menschen zusätzlich belastend. Die unattraktive Körperbildveränderung durch ein Stoma (aus dem Griechischen: Mund, Mündung, Öffnung) und die Tatsache, dass sich daraus an der Bauchvorderseite Ausscheidung entleert, ist eine „unmenschliche Verstümmelung" – Originalton eines Betroffenen –, die massive Auswirkungen auf die Körperwahrnehmung, den Selbstwert und das soziale Gefüge der Betroffenen hat. Nur schon die Vorstellung davon lässt manche Menschen verzweifeln, und es braucht ein tragfähiges Netzwerk aus professionellen Betreuern und dem sozialen Umfeld, um diesen Betroffenen wieder eine Perspektive auf ein Überleben mit Lebensqualität zu vermitteln.

Arten von Stomaanlagen

Stomata im Gastrointestinaltrakt werden mit dem Überbegriff Enterostoma oder „künstlicher Darmausgang" oder Anus praeter naturalis (lat.) bezeichnet.

Der Dick- oder Dünndarm kann sowohl *endständig* (also komplett durchtrennt) als auch *doppelläufig* (nur teilweise aufgeschnitten) als *Ileostomie* oder *Colostomie* ausgeleitet werden.

Je nach Darmabschnitt wird auch von Jejunostomie, Zoecostomie, Ascendostomie, Transversostomie, Descendostomie oder Sigmacolostomie gesprochen.

Wird die Harnblase entfernt, so kann eine *Urostomie* – Ileum- oder Colonconduit – angelegt werden. Bei einer Ureterocutaneostomie werden die Harnleiter direkt an die Bauchdecke ausgeleitet (meist in palliativer Situation). Eine Ableitung aus dem Nierenbecken ist die Nephrostomie.

Wenn eine Verbindung zum Magen hergestellt werden muss, um die Ernährung sicherzustellen oder eine Ableitung bei z. B. chronischem Dünndarmileus zu ermöglichen, wird eine *Gastrostomie* (PEJ, PEG in Durchzugs- oder Durchstichtechnik) angelegt.

Geschichte der Stomapflege

Die Aufgabe, sich um die meist recht betreuungsbedürftigen Stomapatienten zu kümmern, wurde bereitwillig von Medizinern an Pflegepersonen delegiert. Da in der Anfangszeit von Stomaanlagen keine geeigneten Versorgungssysteme zur Verfügung standen, war es auch da der Kreativität und Beharrlichkeit der dänischen Krankenschwester Elise Sörensen zu danken, dass 1954 die Herstellung des ersten Pflasterklebebeutels auf Zinkoxid-Basis möglich wurde.

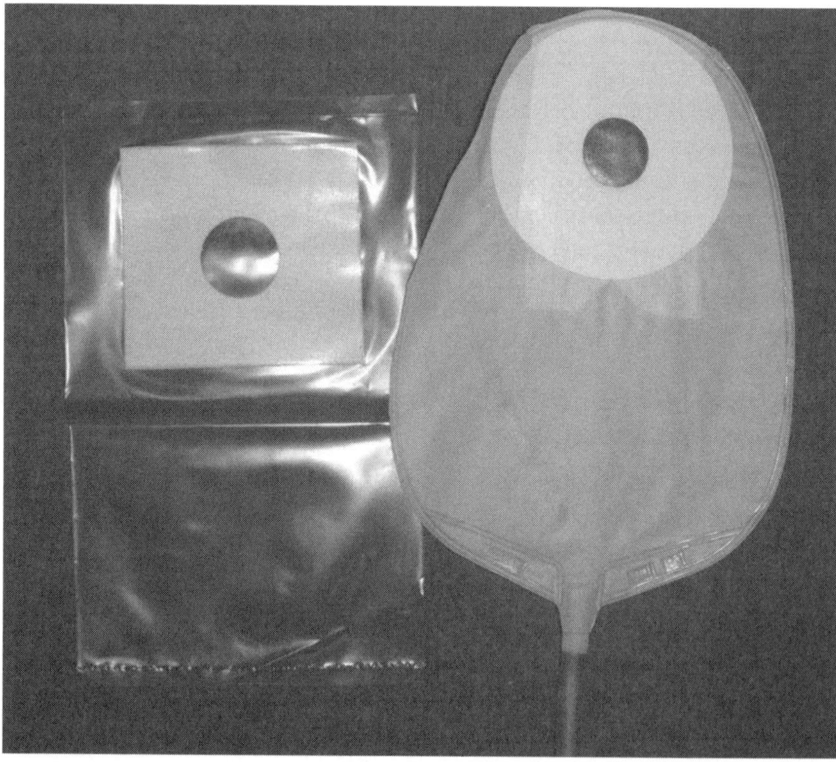

Abb. 1: Erste Colo- und Uro-Beutel mit Zinkoxydklebefläche

Bald war klar, dass für die Betreuung von Stomaträgern Spezialwissen erforderlich ist. Norma Gill wurde 1958 als erste Stomatherapeutin von Dr. Turnbull an der Cleveland-Klinik/USA angestellt. Dort wurde ab 1961 auch ein achtwöchiger Kurs für Enterostomatherapie abgehalten.

Gleichzeitig mit der Weiterentwicklung der Beutelmaterialien hat sich auch die chirurgische Technik verbessert und die Überlebensraten der Betroffenen erhöht. In Österreich wurden in den 1970er-Jahren kürzere Fortbildungskurse für Stomapflege angeboten, wobei hier auch Herstellerfirmen von Stomabeuteln kostenlose Seminare durchführten, da nur wenige Krankenhausträger bereit waren, Kosten für diesen Pflegespezialbereich zu übernehmen (daran hat sich mancherorts leider bis heute wenig geändert).

Seit 1995 wird in Österreich in Innsbruck, Wien und Salzburg regelmäßig die Weiterbildung zur/zum Kontinenz- und Stomaberater/-in mit unterschiedlichem Stundenumfang angeboten.

Voraussetzungen für Kontinenz- und StomaberaterInnen

Eine fachspezifische Ausbildung ist nur eine der Rahmenbedingungen, um eine hilfreiche und effiziente Betreuung von Stomaträgern vor und nach der Stomaanlage sicherzustellen.

Im Positionspapier und in der Tätigkeitsbeschreibung Kontinenz- und Stomaberatung (Stand: August 2012, Version 2.2), herausgegeben vom Verein Kontinenz-Stoma-Beratung Österreich (www.kontinenz-stoma.at) und der Medizinischen Kontinenzgesellschaft Österreich (www.kontinenzgesellschaft.at), werden persönliche und strukturelle Voraussetzungen aufgelistet.

Persönliche Voraussetzungen für Kontinenz- und StomaberaterInnen:

- Interesse für die tabuisierte Thematik der Ausscheidung von Harn und/oder Stuhl und die damit verbundenen/möglichen Beeinträchtigungen;
- Interesse für die ganzheitliche Sicht von Pflege;
- Initiative und Engagement für selbstständiges Arbeiten;
- psychische und physische Stabilität;
- soziale und kommunikative Kompetenzen;
- pädagogische Kompetenz;
- Empathiefähigkeit;
- Selbstreflexionsfähigkeit;
- Informatikkenntnisse.

Strukturelle Voraussetzungen:

- Stabsstelle bzw. Beratungsstelle mit festgelegter Stundenanzahl für Beratungstätigkeit (mind. 20 Wochenstunden);
- geeignete räumliche Gegebenheiten mit Zugang zu elektronischen Medien (eigener PC mit Internetzugang);
- Akzeptanz im multiprofessionellen Team – Teilnahmemöglichkeit an Besprechungen;
- Zugang zur medizinischen und pflegerischen Patientendokumentation;
- strukturierte Dokumentation für die Beratungstätigkeit.

Ziel der Tätigkeit von Kontinenz- und StomaberaterInnen sind die Befähigung der Patienten oder ggf. ihrer Angehörigen zur selbstständigen Versorgung ihres Stomas, die Vermeidung von Komplikationen, die Erhaltung der höchstmöglichen Lebensqualität und die Unterstützung der körperlichen, seelischen und sozialen Rehabilitation der Betroffenen.

Nachdem nun Ziele und Voraussetzungen der Stomaberatung geklärt sind, ist ein Überblick über die Bedürfnisse dieser Patientengruppe hilfreich.

„Charta der Rechte von Stomaträgern"

Die „Charta der Rechte von Stomaträgern" zeigt den besonderen Bedarf dieser speziellen Gruppe und die sich daraus ergebenden Anforderungen an die Versorgung, die sie benötigen, auf. Stomaträger müssen jene Informationen und jene Versorgung erhalten, die sie dazu befähigen, ein selbstbestimmtes und selbstständiges Leben zu führen und an allen Entscheidungsprozessen mitzuwirken. Es ist das erklärte Ziel der Internationalen Stomavereinigung IOA (www.ostomyinternational.org), dass diese Charta in allen Ländern der Welt verwirklicht wird.

Es ist das Recht von Stomaträgern,

- vor der Operation beraten zu werden, damit gesichert werden kann, dass sie sich der Vorteile der Operation voll bewusst sind und die wesentlichen Fakten über das Leben mit einem Stoma kennen;
- ein gut angelegtes, richtig platziertes Stoma zu erhalten, unter voller und angemessener Berücksichtigung des Wohlergehens des Patienten;
- erfahrene und professionelle medizinische und pflegerische Unterstützung vor und nach der Operation zu erhalten, sowohl im Krankenhaus als auch in der Stadt oder Gemeinde der Betroffenen;
- diejenige Unterstützung und Information zu erhalten, die der Familie, Betreuern und Freunden helfen, mehr Verständnis für Stomaträger zu

entwickeln – Verständnis für ihre Verfassung und für ihre Leistung zur Anpassung an die Situation, die nötig ist, um ein zufriedenstellendes Leben mit dem Stoma zu erreichen;
- vollständig und unparteiisch informiert zu werden über alle erforderlichen Stomaversorgungsartikel, die in dem Land des Betroffenen verfügbar sind;
- freien Zugang zu erhalten zu einer Vielfalt erschwinglicher Stomaversorgungsartikel;
- informiert zu werden über die nationale Stomavereinigung, deren Angebote und Hilfestellungen;
- geschützt zu werden gegen alle Formen von Diskriminierung;
- sicher sein zu können, dass persönliche Daten hinsichtlich der Stomaoperation diskret und vertraulich behandelt werden, um die Privatsphäre zu schützen;
- sicher sein zu können, dass solche Informationen von niemandem weder an Personen noch an Unternehmen weitergegeben werden, die in der Herstellung, im Verkauf oder der Abgabe von Stomaversorgungsartikeln oder ähnlichen Produkten tätig sind, noch an Personen oder Unternehmen, die wegen ihrer Verbindung zum kommerziellen Stomaartikelmarkt direkt oder indirekt von diesen Informationen profitieren können.

Die „Charta der Rechte von Stomaträgern" wurde herausgegeben vom Vorstand der Internationalen Stomavereinigung IOA im Juni 1993; 2007 wurde diese überarbeitete Fassung vom World Council verabschiedet.

Erste Begegnung und Beratung

Um mit Menschen, die ein Problem im Intimbereich – wie z. B. ein Stoma – haben, gut arbeiten zu können, ist es vorerst wichtig, eine Vertrauensbeziehung aufzubauen. Dies muss nicht selten unter Zeitdruck geschehen, da das präoperative Beratungsgespräch häufig erst knapp vor der tatsächlichen Operation stattfindet und die Aufnahmefähigkeit der Betroffenen durch verschiedene Emotionen wie z. B. Angst und Ohnmacht erheblich eingeschränkt ist. Nur wenige PatientInnen kommen mit vorbereiteten Fragelisten oder vorinformiert durch „Doktor Google" zur Stomaberatung. Einige wollen so wenig wie möglich darüber wissen, weil sie insgeheim hoffen, dass das Stoma doch nicht „nötig" ist (wie es evtl. der Chirurg in Aussicht gestellt hat) bzw. weil die Operationsbedingungen und daraus folgend eine Stomaanlage unklar sind.

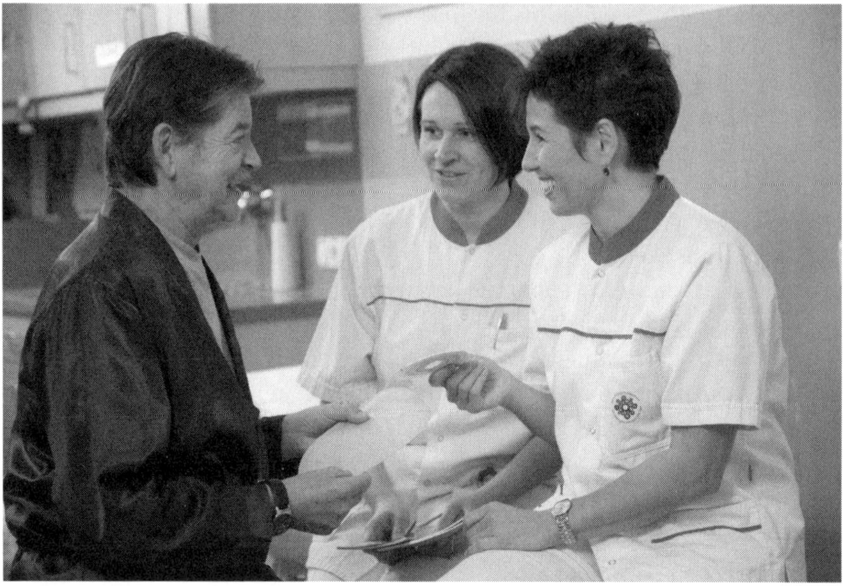

Abb. 2: Patientenberatungsszene

Für viele Betroffene ist die Stomaanlage der üble Zusatz zu einer Krebsdiagnose, die sie in Angst und Schrecken versetzt, und diese Kombination ist durchaus in der Lage, eine Lebenskrise auszulösen.

Die erste Begegnung ist bereits der Schlüssel für ein vertrauensvolles Arbeitsverhältnis, bei der die Betroffenen spüren, dass sie in ihren Empfindungen und Bedürfnissen wahr- und ernstgenommen werden sowie Unterstützung und Ermutigung erfahren.

Bei dieser Gelegenheit soll auch ein günstiger Platz für die Stomaanlage gefunden und markiert werden. Dabei wird nicht nur auf anatomische Gegebenheiten wie knöcherne Vorsprünge, Narben und Falten Rücksicht genommen, sondern es sollen auch der Rock- und Hosenbund, die gute Einsehbarkeit durch die Betroffenen und evtl. Spezialbekleidung bei Hobbys (z. B. Radhose) mit ins Kalkül gezogen werden. *Pflegepersonen markieren* immer die *pflegetechnisch günstigste* Position für das Stoma, der *Operateur* nimmt das als wertvolle Orientierung und legt das Stoma am *operationstechnisch möglichen* Platz an. Idealerweise stimmen sich Stomapflege und Operateur gemeinsam mit dem Patienten vor der Operation darüber ab.

Erste Auseinandersetzung mit dem Stoma

Die ersten Besuche nach der Operation dienen der Ermutigung und dem langsamen Herantasten an die neue Situation mit dem Stoma. Da hilft viel Information – z. B. dass das Stoma keine Wunde, sondern unser „Innenbezug“ ist, dass es dieselbe Schleimhaut wie im Mund ist und keine Schmerzzellen hat. Der erste Blick auf den Bauch soll gut vorbereitet und mit Lob unterstützt werden. Wenn dann die „handfeste“ Herausforderung der Mitarbeit bei der Stomapflege folgt, ist eine behutsame, gezielte und schrittweise Schulung und Anleitung erforderlich. Zuerst wird das Vorbereiten aller nötigen Versorgungsutensilien geübt.

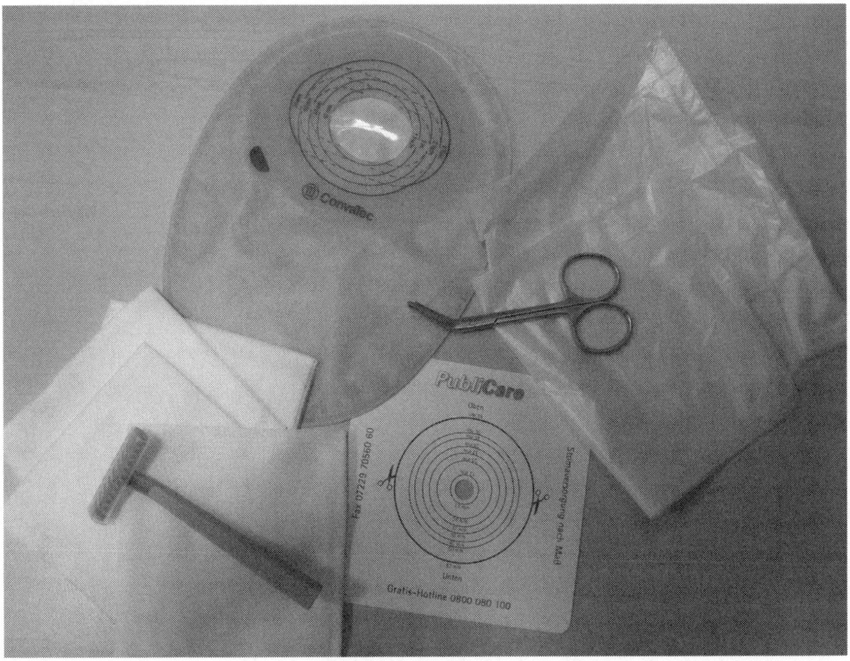

Abb. 3: Vorbereitung der nötigen Stoma-Versorgungsmaterialien

Die Betroffenen übernehmen je nach Befinden und Möglichkeit immer bei jedem Stomaversorgungswechsel einen neuen kleinen Teil wie z. B. Ablösen des gebrauchten Beutelsystems und Reinigung der Haut und des Stomas mit weichen, unsterilen Vlieskompressen, warmem Wasser und Duschgel oder Seife. Beim Anbringen des neuen Beutels bzw. der Stomaplatte beim zweiteiligen System ist zu Beginn viel Unterstützung nötig, bis etwas Sicherheit gewonnen wird. Zum Schluss wird noch der Entsorgungsbeutel verknotet und in den Restmüll entsorgt. Dabei können heftige Ekelgefühle bis Übelkeit, innere Abwehr und Verzweiflung auftreten und eine besonders liebevolle Unterstützung erfordern. Wichtig ist dabei, den Betroffenen diese Gefühle nicht abzusprechen, sondern sie immer wieder zu thematisieren und zu helfen, sie als berechtigt und eben vorhanden zu akzeptieren. Je ruhiger, sicherer und routinierter wir in dieser Situation mit den emotional durchgeschüttelten Patienten umgehen, desto rascher wird es ihnen gelingen, sich in das Unvermeidliche zu finden.

Eine sehr betagte Dame beklagte ganz laut, was es doch für eine Zumutung sei, dass sie in ihrem Alter noch so ein grässliches Stoma bekommen habe. Nach längerem Lamento hat sie mich plötzlich unvermittelt angesehen und gesagt: „Und überhaupt, was haben denn Sie für einen Scheißjob!"

Darin drückt sich viel von den Gedanken und Sorgen von Stomaträgern aus.

Anleitung und Schulung

Durch sehr regelmäßige und individuelle Übungseinheiten, die ein feines Gespür für die verträgliche Dosis erfordern, gelingt es meist, die Betroffenen zu einer selbstständigen oder teilweisen Versorgung ihres Stomas zu befähigen. Viel Lob und laufende Ermutigung sind dabei eine wichtige und wirkungsvolle Unterstützung. Immer der gleiche Ablauf mit immer den gleichen Worten beschrieben, hilft auch betagten Menschen, Sicherheit und Routine zu gewinnen. Diese Kontinuität ist im Stationsalltag mit Schichtbetrieb nur schwer erreichbar, daher ist eine Stomaberatungsstelle mit Einsatzzeiten von Montag bis Freitag und im Idealfall mindestens zwei Mitarbeitern eine wesentliche Voraussetzung für erfolgreiche Stomaschulung.

Wenn aus körperlichen (z. B. Blindheit, Beeinträchtigung der Motorik oder Lähmung der Hände), geistigen (z. B. fortgeschrittene Demenz) oder seelischen Gründen (z. B. totale Ablehnung des Stomas, schwere Depression) eine Eigenversorgung nicht möglich erscheint, dann muss gemeinsam mit Vertrauenspersonen überlegt werden, wer die Stomaversorgung übernehmen soll.

Wichtig ist dabei zu beachten, dass speziell Kinder, aber auch Lebenspartner nicht dazu „verpflichtet" werden dürfen. Es handelt sich ja um eine Pflegemaßnahme im Intimbereich, bei der die von der Natur schützend grundgelegte „Inzestschwelle" sehr bewusst überschritten werden muss. Auch diverse vertragliche Pflegeverpflichtungen, wie sie in landwirtschaftlichen Übergabepapieren vorkommen, sind als Basis für die Stomaversorgung ungeeignet. In manchen Fällen ist jedenfalls eine Fremdversorgung durch z. B. Hauskrankenpflege vorzuziehen.

Wenn PartnerInnen oder Vertrauenspersonen die Stomapflege übernehmen, werden sie ebenso geschult und angeleitet wie die Betroffenen selber. Beachtet werden muss dabei, dass kein absolutes Abhängigkeitsverhältnis entsteht, sodass der betreuende Angehörige quasi ständig verfügbar sein muss. Für geplante „Auszeiten" oder akute Krankheit der Betreuungspersonen muss Vorsorge z. B. durch die Hauskrankenpflege getroffen werden.

Auswahl der geeigneten Stomaversorgungsartikel

Da von der Industrie eine Vielzahl an Stomaversorgungsartikeln angeboten wird, ist es sowohl eine Herausforderung für den Krankenhausträger, so viele Produkte wie möglich anzubieten, als auch für die Betroffenen, aus der Produktvielfalt auszuwählen. Erschwert wird die Auswahl häufig auch durch eine kurze Verweildauer im Spital, sodass ein Test mehrerer Systeme problematisch wird. Der wichtigste Aspekt bei der Wahl des Stomaversorgungsprodukts ist immer zuerst die sichere Dichtung und Haftung, dann die gute Handhabbarkeit durch die Betroffenen. In der Folge können dann persönliche Vorlieben und Aspekte wie Wirksamkeit der Filter, Design des Beutelauslasses bei offenen Systemen oder Beutelgröße berücksichtigt werden.

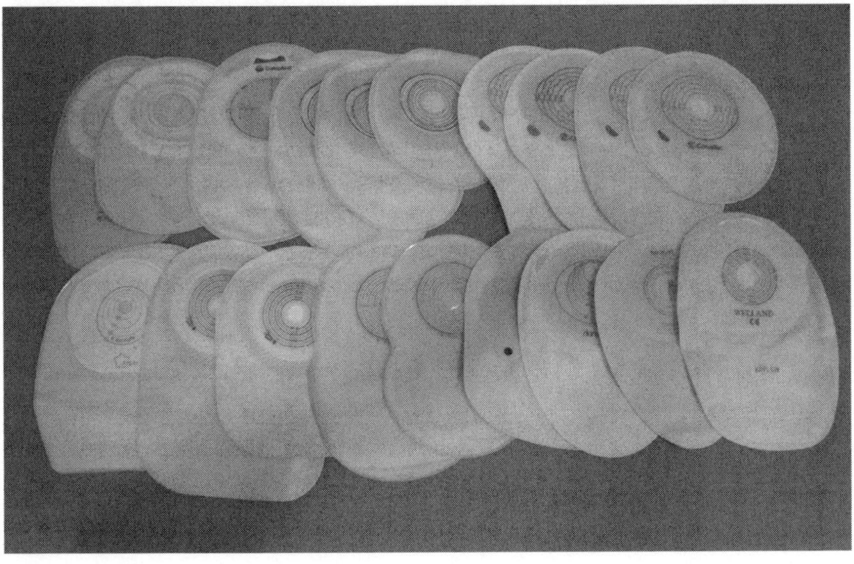

Abb. 4: Einteilige Colostomiebeutel

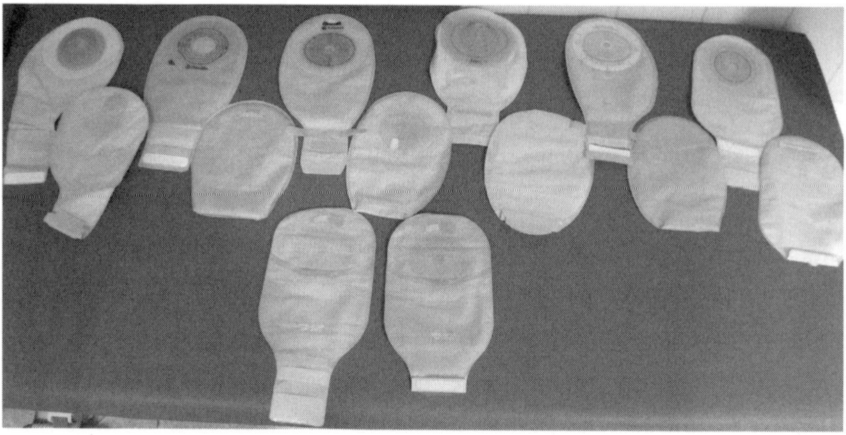

Abb. 5a: Ileostomiebeutel

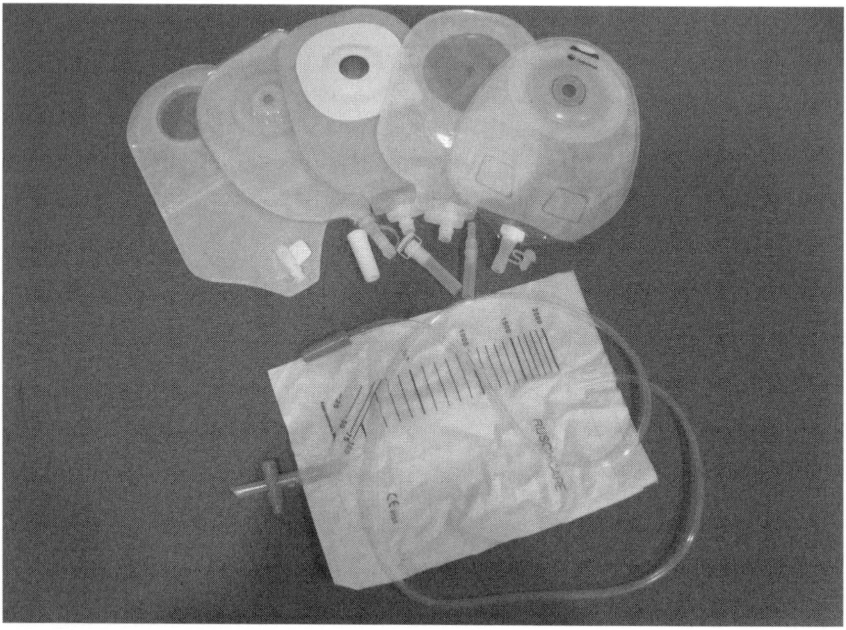

Abb. 5b: Urostomiebeutel

Je nach Konsistenz der Ausscheidung wird der geeignete Beutel gewählt: Für flüssige Stuhlausscheidung ein Ileostomiebeutel mit Auslass, für semisolide und feste Ausscheidung ein geschlossener Colostomiebeutel und für Harn ein Urostomiebeutel mit Rücklaufsperre.

Von den Herstellern werden Stomabeutel mit Vliesbeschichtung, die ein Sichtfenster aufweist, angeboten; daher ist es nicht mehr angezeigt, Patienten mit transparenten Colo- oder Ileostomiebeuteln zu versorgen. Wir nehmen ihnen damit viel von ihrer Intimität und Würde, denn kein Mensch soll seine Darmausscheidung für alle sichtbar am Bauch tragen müssen!

Vorbereitung für die Entlassung

Wenn das passende Stomaversorgungssystem gefunden ist, wählt der Stomaträger seinen Nachsorger/Sanitätsfachhandel aus. Die Verordnung dieser Hilfsmittel erfolgt durch die Kontinenz- und Stomaberatung bzw. den Arzt.

Idealweise wird die Erstversorgung für den Patienten noch vor der Entlassung ins Krankenhaus geliefert. So kann überprüft werden, ob die Produkte korrekt sind. Sie werden mit dem Patienten gemeinsam begutachtet und in seine Stomatasche gepackt.

Stomaträger müssen lernen, immer eine Garnitur Stomaversorgungsartikel mit sich zu tragen, damit sie im ungeplanten Notfall jederzeit auf jedem WC einen Wechsel durchführen können. Die Hersteller bieten dazu verschiedene kostenlose Toilettetaschen an.

Die Evaluierung des Stomaversorgungswechsels erfolgt, indem überprüft wird, ob der Betroffene oder eine Betreuungsperson alle Schritte in der richtigen Reihenfolge bewältigt, ob alle Fragen geklärt sind und ob Sicherheit im Umgang mit Stoma und Beutelversorgung besteht.

Schließlich sollen unterstützende Informationen bereitgestellt werden: Broschüren von Herstellerfirmen, Empfehlungen bezüglich Essen und Trinken oder Ratgeber der Diätologie. Es empfiehlt sich auch, den Patienten einen Stomapass oder eine Visitenkarte auszuhändigen, auf der sowohl Name und Nummer der Stomaartikel als auch Stomaart und Name sowie die Telefonnummer der Stomaberatungsstelle angegeben ist.

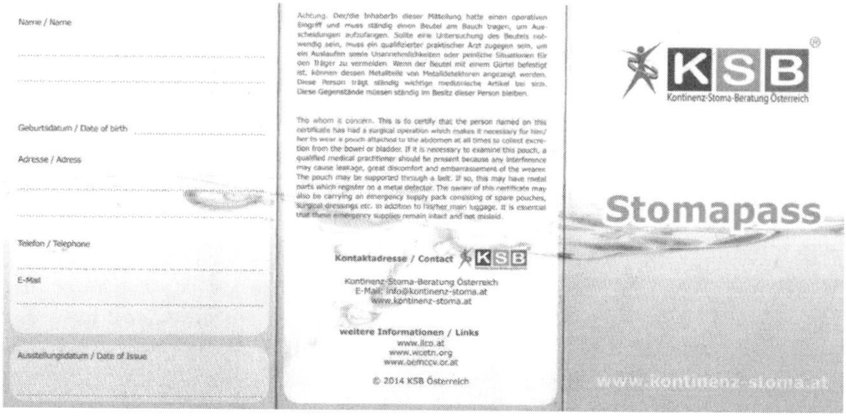
Name / Name

Geburtsdatum / Date of birth

Adresse / Adress

Telefon / Telephone

E-Mail

Ausstellungsdatum / Date of issue

Achtung. Der/die Inhaber/in dieser Mitteilung hatte einen operativen Eingriff und muss ständig einen Beutel am Bauch tragen, um Ausscheidungen aufzufangen. Sollte eine Untersuchung des Beutels notwendig sein, muss ein qualifizierter praktischer Arzt zugegen sein, um ein Auslaufen sowie Unannehmlichkeiten oder peinliche Situationen für den Träger zu vermeiden. Wenn der Beutel mit einem Gürtel befestigt ist, können dessen Metallteile von Metalldetektoren angezeigt werden. Diese Person trägt ständig wichtige medizinische Artikel bei sich. Diese Gegenstände müssen ständig im Besitz dieser Person bleiben.

Tho whom is concern. This is to certify that the person named on this certificate has had a surgical operation which makes it necessary for him/her to wear a pouch attached to the abdomen at all times to collect excretion from the bowel or bladder. If it is necessary to examine this pouch, a qualified medical practitioner should be present because any interference may cause leakage, great discomfort and embarrassement of the wearer. The pouch may be supported through a belt. If so, this may have metal parts which register on a metal detector. The owner of this certificate may also be carrying an emergency supply pack consisting of spare pouches, surgical dressings etc. in addition to his/her main luggage. It is essential that these emergency supplies remain intact and not mislaid.

Kontaktadresse / Contact

Kontinenz-Stoma-Beratung Österreich
E-Mail: info@kontinenz-stoma.at
www.kontinenz-stoma.at

weitere Informationen / Links
www.ilco.at
www.wcetn.org
www.oemccv.or.at

© 2014 KSB Österreich

KSB
Kontinenz-Stoma-Beratung Österreich

Stomapass

www.kontinenz-stoma.at

Abb. 6: Der Stomapass des KSB

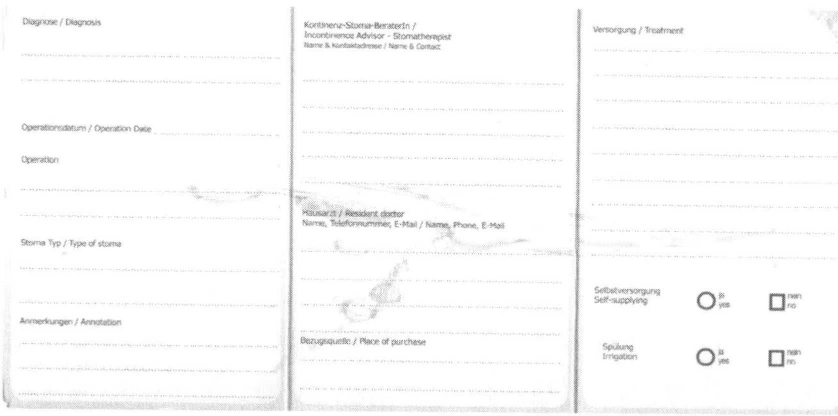
Diagnose / Diagnosis

Operationsdatum / Operation Date

Operation

Stoma Typ / Type of stoma

Anmerkungen / Annotation

Kontinenz-Stoma-BeraterIn /
Incontinence Advisor - Stomatherapist
Name & Kontaktadresse / Name & Contact

Hausarzt / Resident doctor
Name, Telefonnummer, E-Mail / Name, Phone, E-Mail

Bezugsquelle / Place of purchase

Versorgung / Treatment

Selbstversorgung / Self-supplying — ja / yes — nein / no

Spülung / Irrigation — ja / yes — nein / no

Abb. 7: Innenseite des Stomapasses

Hilfreich ist ein kurzfristiger ambulanter Nachsorgetermin (ca. 1–2 Wochen nach der Entlassung), der fix vereinbart wird.

Zurück in den Alltag

Bei der ersten Kontrolle nach der Entlassung zeigt sich, wie die Betroffenen zu Hause zurechtkommen, ob sich die Stomaversorgungsprodukte bewähren oder ob Probleme aufgetaucht sind. Das Stoma und die parastomale Haut sollen intakt sein und der Ausschnitt des Hautschutzes muss an die Stomagröße angepasst werden, um eine optimale Abdichtung, Haftung und Schutz zu gewährleisten. Dazu werden Schablonen verwendet, nach denen die Betroffenen dann die Produkte selber ausschneiden oder vom Nachsorger vorgeschnitten erhalten.

Auch soziale Aspekte werden beachtet: Wie reagiert das familiäre Umfeld, wo tauchen Unsicherheiten auf, wo ist Klärungsbedarf und wer kann auch zu Hause unterstützend eingreifen? Besonders bei Tumorpatienten sind Auswirkungen von Therapien (Chemo und/oder Bestrahlung) zu prüfen. Das können allgemeine Schwäche, Appetitlosigkeit, Gewichtsverlust, Schmerzen, depressive Stimmung oder bei Ileostomieträgern zu geringe Flüssigkeitszufuhr und Resorptionsstörungen sein. Hier kann eine rasche Überweisung zum behandelnden Arzt nötig sein.

Stomakomplikationen

Die häufigste Komplikation bei Stomaträgern sind *Hautprobleme* rund um das Stoma, die meist auf eine ungenügende Abdichtung der hydrokolloiden Hautschutzplatten zurückzuführen sind. Wenn Ausscheidung auf die Bauchdecke gelangt, so entsteht eine irritative oder toxische Dermatitis mit Hautrötung und ev. Mazeration. Sie darf nicht wie z. B. im perianalen Bereich mit Salben behandelt werden, weil damit die Haftung der Hautschutzplatte verhindert wird. Hier kommen spezielle Hautschutzpuder und Haftungshilfsmittel (Hautschutzpasten, -ringe, -streifen ...) zum Einsatz. Auch Stomagürtel können die Haftung verbessern. Bei parastomalen Pilzinfektionen können wässrige Lösungen aufgetupft werden und bei Hautrötungen können Hautschutzsprays Linderung bringen.

Wenn durch ein Vakuumproblem die Ausscheidung nicht in den Stomabeutel, sondern unter den Hautschutz wandert, dann muss ggf. der Filter abgeklebt werden. Wenn sich eine *Stomastenose* bildet oder eine *Paracolostomiehernie* auftritt, muss rasch der behandelnde Arzt zugezogen werden. Ein *Stomaprolaps* kann von erfahrenen Pflegepersonen bzw. nach Anleitung auch vom Betroffenen selbst oder von den Angehörigen reponiert werden. Stellt er eine große Beeinträchtigung der Stomaversorgung und damit der Lebensqualität dar, wird er operativ saniert.

Das Heben von schweren Lasten ist für Stomaträger ungünstig, weil dadurch die Bildung einer Hernie bzw. eines Prolaps ausgelöst werden kann. Vorbeugend können bei mittelschweren Arbeiten angemessene Stützmieder getragen werden.

Zurück im Leben

Wenn Sicherheit im Umgang mit dem Stoma erreicht ist und die Grundkrankheit keine weiteren Beeinträchtigungen verursacht, können die Betroffenen wieder alle ihre gewohnten Lebensaktivitäten aufnehmen bzw. sollen dazu ermutigt werden. Dazu gehören der Wiedereinstieg ins Berufsleben, die Ausübung von Sport und Hobbys, Reisen, Teilnahme an gesellschaftlichen Aktivitäten (Konzerte, Familienfeste, Kino, Theater …) ebenso wie ein erfülltes Familien- und Sexualleben.

Themen von Sexualität und Fertilität bedürfen einer besonderen Beachtung und ggf. Vermittlung von Unterstützung und Hilfestellung (z. B. durch Gynäkologie, Urologie, Reproduktionsmedizin, Sexualberatung …).

Wenn ein definitives, endständiges Descendo- oder Sigmastoma besteht, dann soll den Betroffenen die *Irrigationstechnik* angeboten werden. Dabei wird durch Einfließenlassen von warmem Wasser über das Stoma eine Massenperistaltik ausgelöst, die eine Entleerung des Dickdarms bewirkt. Dadurch entsteht ein ausscheidungsfreies Intervall von 24–48 Stunden, in dem kein Stomabeutel, sondern nur eine kleine Kappe oder ein Stomapflaster getragen werden kann. Damit erhöht sich die Lebensqualität von Stomaträgern deutlich.

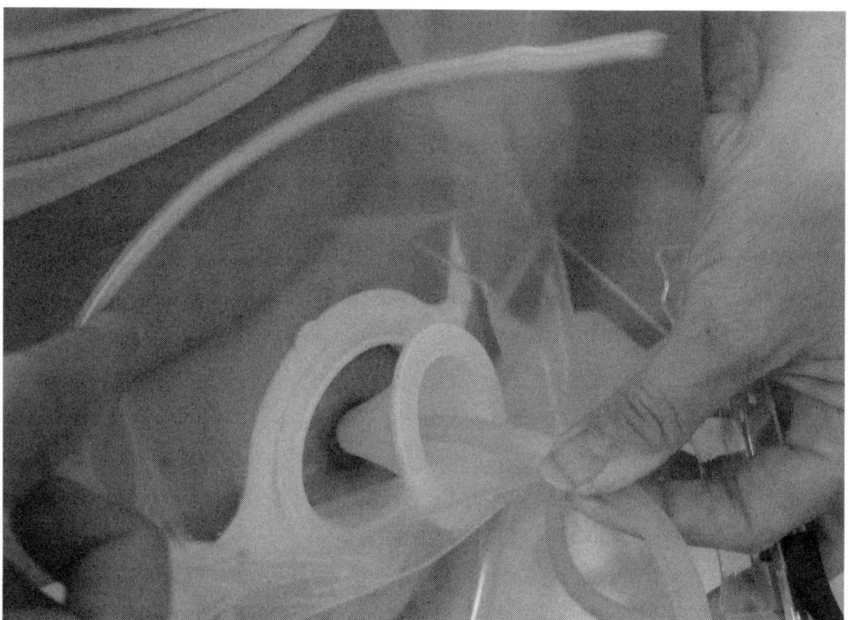

Abb. 8: Irrigationstechnik

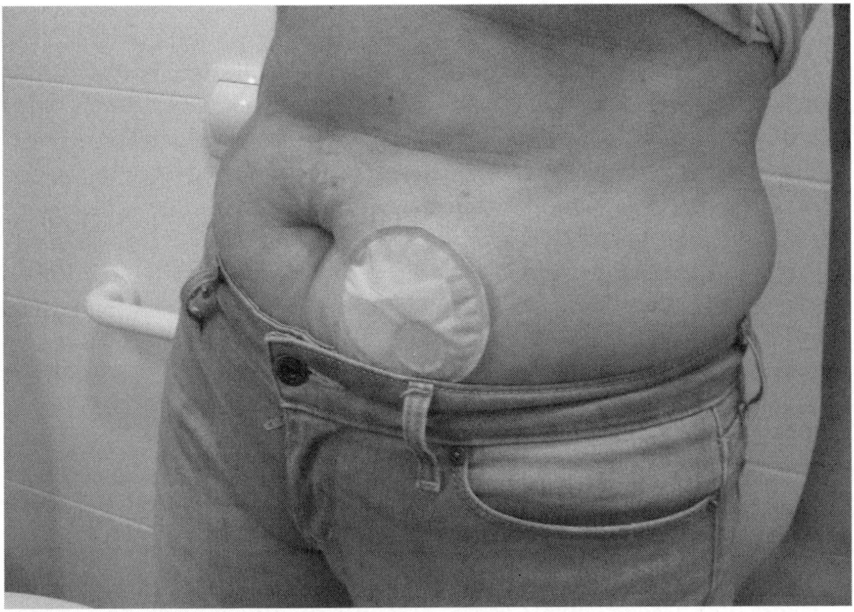

Abb. 9: Versorgung mit einer Stomakappe nach der Irrigation

Selbsthilfegruppen

Der Kontakt mit gleichermaßen Betroffenen kann für viele Patienten Ermutigung und Hilfe darstellen; er sollte jedenfalls nach der Operation und im Einzelfall auch bereits vorher angeboten werden.

Vorbereitung auf die Stomarückoperation

Wenn ein Schutzstoma angelegt wurde und die Anastomose gut abgeheilt ist, wird die Rückverlagerung geplant. Das Analsphinktertraining wird entweder von den Mitarbeitern der Kontinenz- und Stomaberatung oder der Physiotherapie angeleitet. Es sollte idealerweise bereits während der gesamten Zeit mit dem Schutzstoma durchgeführt werden.

Wenn nach der Rückoperation *Kontinenzprobleme* auftreten, dann sind Beratung und Betreuung besonders wichtig, weil die Hoffnung auf ein unbeschwertes Leben ohne Stoma oft jäh zunichte gemacht wird.

Wir müssen auch für uns selber sorgen

Stomaberatung ist eine große und erfüllende Herausforderung! Wir dürfen Säuglinge, Kleinkinder, Jugendliche, Menschen „im besten Alter“, Greise, Schwangere und Sterbende ein Stück ihres Weges begleiten und ihnen empathischen Beistand und Hilfe leisten. Durch unsere geduldigen und strukturierten pflegerischen Edukationsmaßnahmen können Betroffene eine Krise (= Chance) meistern lernen.

Dass es dabei notwendig ist, auf die eigene Psychohygiene und die eigenen Grenzen zu achten, wird ebenso verständlich wie die Tatsache, dass die Gefahr besteht, zu „hilflosen Helfern“ zu werden bzw. ein Burn-out zu entwickeln. Regelmäßiger Austausch mit KollegInnen stärkt und motiviert ebenso wie Fachfortbildungen und Kongresse.

Gerade in diesem Bereich ist die Arbeit im Team ein ganz großer und entlastender Wert, den ich selber dankbar erleben darf, nachdem ich 17 Jahre alleine eine Stomaambulanz aufgebaut und betreut habe und an meine Grenzen geraten bin.

Ich möchte schließen mit meinem Leitspruch von Dr. Albert Schweitzer:

„Patienten tragen ihren eigenen Arzt in sich. Sie kommen zu uns und wissen nichts von dieser Wahrheit. Das Beste, was wir tun können, ist, dem inneren Heiler unserer Patienten die Chance zu geben, seine Arbeit zu tun.“

Literatur

Feil-Peter, H. (2001): Stomapflege. Enterostomatherapie: Stoma- und Wundversorgung. 7. Auflage. Hannover: Schlütersche

London, F. (2003): Informieren, Schulen, Beraten. Praxishandbuch zur pflegebezogenen Patientenedukation. 1. Auflage. Bern: Hans Huber

Stoll-Salzer, E./Wiesinger, G. (2005): Stomatherapie. Grundlagen & Praxis. 1. Auflage. Stuttgart: Thieme

Einsatz und Entwicklung von Broschüren im Rahmen von Patientenedukation

Tanja Segmüller

Warum Broschüren eingesetzt werden sollten

Der Einsatz von schriftlichem Material ist eine wichtige und sinnvolle Ergänzung des Gesprächs zwischen beruflich Pflegenden einerseits und Patienten und deren Angehörigen andererseits. Eine ausgegebene Broschüre oder ein Informationsblatt (beidseits bedruckter Flyer) bietet dem Patienten oder seinem Angehörigen die Möglichkeit, wichtige weiterführende Informationen in Ruhe nachzulesen. Auch Themen, die im Gespräch nur ungern angesprochen werden, können in einer Broschüre in Ruhe nachgelesen werden.

Ein Tipp: Besonderen Wert bekommt die mitgegebene Broschüre für den Patienten, wenn sie personalisiert wird, indem der Name des Patienten außen auf das Cover geschrieben wird und ein interessantes Kapitel z. B. durch eine Büroklammer für den Patienten markiert wird. Dies signalisiert dem Patienten, dass „etwas für ihn speziell herausgesucht wurde". Es ist nicht notwendig, mehrere Broschüren mitzugeben oder sogar eine ganze Tasche mit Material für den Patienten zu packen. Es gilt nicht „viel hilft viel".

Broschüren sollten auch im „öffentlichen Bereich" der betreffenden Einrichtung für Besucher, Angehörige und Patienten bereitgehalten werden. Eine kleine Leseecke auf der Station oder im Wohnbereich kann durch einen Aufsteller mit Broschüren aufgewertet werden. Neben Broschüren können auch Zeitschriften wie z. B. die Zeitschrift „Angehörige pflegen"[1] bereitgehalten werden. Das Nachbestellen der Broschüren sollte von einer verantwortlichen Person organisiert werden. Diese kümmert sich auch um die Ergänzung und Pflege des Broschürenregals. Man sollte auch regelmäßig nachsehen, ob der Inhalt der ausliegenden Broschüren noch aktuell ist, da sich das Wissen oder auch die Gesetzgebung z. T. rasch verändern.

Pflegende können Broschüren nicht nur auf der Station oder im Wohnbereich auslegen, sondern sie auch als Leitfaden für ein Gespräch mit dem

---

1 Die Zeitschrift des Bibliomed-Verlages erscheint viermal jährlich und richtet sich an pflegende Angehörige, die häusliche Pflegesituationen bewältigen.

Patienten nutzen (Tolsdorf, 2010). Broschüren können zudem auch hilfreich bei der Vor- und Nachbereitung von pflegerischen Gesprächen sein. Der Einsatz von Broschüren ist eine kostengünstige Intervention, die auch wissenschaftlich belegt ist (Abt-Zegelin, 2013).

Wo können passende Broschüren gefunden werden?

Fast jede Organisation, jeder Hersteller und jede Interessengruppe im Feld Gesundheit gibt Broschüren oder Handreichungen für Betroffene heraus. Es ist daher praktisch unmöglich, alle Broschüren zu nur einem einzigen Thema zu kennen oder bereitzuhalten. Es gibt auch keine Datenbank und kein Register, wo die vorhandenen Broschüren verzeichnet sind.

Daher sollte im ersten Schritt durch eine unsystematische Suche im Internet nach geeigneten Broschüren zum Thema recherchiert werden. Allein bei der Suchanfrage „Informationen zu Dekubitus" über die Suchmaschine „Google" erhält man über 600.000 Ergebnisse. Daher empfiehlt es sich, bei der Suche auf etablierte Stellen und Anbieter zurückzugreifen.

Praktisch alle Kranken- und Pflegekassen, Ministerien (z. B. Bundesministerium für Gesundheit[2]), staatliche Stellen (z. B. Bundeszentrale für gesundheitliche Aufklärung[3]) oder Verbraucherorganisationen bieten Broschüren zu gesundheitsbezogenen und pflegerelevanten Themen an. Auch Selbsthilfeorganisationen (z. B. Nationale Kontakt- und Informationsstelle zur Anregung und Unterstützung von Selbsthilfegruppen[4]) bieten schriftliches Material für Betroffene an. Meist ist es hier möglich, Broschüren kostenlos zu bestellen. Wenn die bestellte Broschüre geeignet erscheint, kann diese in einem zweiten Schritt auch in größeren Stückzahlen bestellt werden.

Eine gute Anlaufstelle im Bereich Krebserkrankungen ist die Deutsche Krebshilfe. Sie bietet derzeit über 38 verschiedene Broschüren zum Thema Krebs an. Die sogenannten „blauen Ratgeber" können kostenlos über die Homepage[5] der Stiftung bestellt werden.

Broschüren von Unternehmen und Anbietern weisen oft Produktwerbung auf, können aber dennoch hilfreiche Informationen für die Patienten enthalten. Wichtig ist bei ihrem Einsatz der Hinweis auf andere Hersteller und andere Produkte, die vielleicht besser geeignet sind.

---

2 http://www.bmg.bund.de
3 http://www.bzga.de
4 http://www.nakos.de
5 http://www.krebshilfe.de/wir-informieren/material-fuer-betroffene/blaue-ratgeber.html

Teilweise gibt es auch kostenpflichtige Broschüren, die meist gegen eine Schutzgebühr zu beziehen sind. Hier muss man überlegen, ob sich ihr Einsatz lohnt und die Finanzierung möglich ist. Denkbar wäre auch, einige Exemplare anzuschaffen und sie den Patienten während ihres Aufenthaltes dann zu leihen. Gerade neu aufgelegt wurde beispielsweise die Broschüre „Rückkehr aus dem Krankenhaus“, die gegen eine Schutzgebühr von € 7,– beim Verein Pflege e.V.[6] bestellt werden kann.

Wie Broschüren bewertet werden können

An der Universität Witten/Herdecke, im Department für Pflegewissenschaft, wurde vor einigen Jahren die sogenannte „Wittener Liste“ zur Broschürenbewertung entwickelt. Sie dient zum einen als Leitfaden bei der Durchsicht von neuen Broschüren und kann zum anderen auch als Hilfe zur Erstellung eigener Broschüren verwendet werden. Sie setzt sich aus zehn Kriterien zusammen, die sich im Wesentlichen auf Nutzerorientierung, Broschürengestaltung und Wissensbasierung beziehen (Tolsdorf, 2010). Die Liste kann unter dem Link http://patientenedukation.de/sites/default/files/downloads/Wittener_Liste.pdf abgerufen werden.

Die zehn Kriterien der *Wittener Liste* im Einzelnen:

1. Sind das *Ziel* und die *Zielgruppe* angegeben? Der Inhalt einer Broschüre kann nicht bewertet werden, wenn Ziel und Adressaten unklar bleiben. Oft ist der Wissensumfang so groß, dass mehrere Broschüren erforderlich sind. Angehörige brauchen eine andere Ansprache als Betroffene selbst.
2. Pflegeunterstützung fokussiert den *Alltag,* das Leben mit der Krankheit. Hilfreich sind also Hinweise zu täglichen Aktivitäten. Sie machen die Relevanz der Information aus (bei begrenztem Platz). Betroffene möchten wissen, was sie nun mit ihrer Gesundheitseinschränkung machen dürfen oder sollen (Handlungsanleitung).
3. Grundsätzlich sollten Menschen *ermutigt* werden, ihre Krankheit zu bewältigen, Kohärenz zu entwickeln. Drohungen und Diskriminierungen sind ungünstig. Wichtig ist auch ein *persönliches Ansprechen* („Sie“), man spricht nicht über „Patienten in der dritten Person“.
4. Broschüren sollten *nicht zu umfangreich* sein. Manche Betroffene lesen nur kurze Texte. In etwa zehn Minuten sollte eine Broschüre durchgearbeitet sein (evtl. müssen zu einer Krankheit verschiedene Broschüren mit

---

6 http://www.stiftung-pflege.info/stiftung/?page_id=112

diversen Zielen aufgelegt werden). Die *Schriftgröße* sollte bei 14 Punkt liegen, ältere Menschen haben Probleme, kleine Schriften zu lesen. Das Schriftbild sollte klar und kontrastreich sein. Für blinde Menschen sollte die Broschüre in Brailleschrift verfasst werden.

5. *Verständlichkeit:* Der Inhalt sollte gut verständlich sein; wenn Fachwörter benutzt werden, sollten sie immer direkt erklärt werden.
   Zur wissenschaftlichen Testung von Sachtexten dienen verschiedene Lesbarkeitsformeln[7]: SMOG, FOG, die Wiener Sachtextformel u. a.m. (Beispiele im Internet). Diese Formeln bestehen aus mathematischen Berechnungen unter Einbezug der Satzlängen und Silbenanzahlen; als Ergebnis wird eine Schulstufe angegeben (Grundschule, Mittelstufe usw. bis zur Promotion).
   Problematisch ist, dass die Lesbarkeitstests für englischsprachige Texte entwickelt wurden. Diese besitzen eine viel einfachere Syntax als die deutsche Sprache. Die Ergebnisse von Texten in deutscher Sprache liegen bei Testungen im komplizierten Bereich.
   Zudem ist Lesbarkeit ein viel einfacheres Konstrukt als Verständlichkeit. Daher wird für gesundheitsbezogene Broschüren eher das „Hamburger Verständlichkeitskonzept" mit seinen Dimensionen Einfachheit, Gliederung/Ordnung, Kürze/Prägnanz und zusätzliche Stimulanz empfohlen (Langer/Schulz von Thun/Tausch, 2011).
6. *Gliederung* und *Layout*: Texte sollten einen „roten Faden" haben. Die Broschüren sollten auch äußerlich ansprechend wirken. Die Gliederung muss sichtbar sein, Überschriften geben Struktur. Tabellen, *Abbildungen* und Fotos lockern Texte auf. Die Seiten sollten gut genutzt sein und keine leeren Flächen aufweisen. Passende Farben sind von Vorteil. Manchmal sind Broschüren überladen mit verschiedenen Schrifttypen, Größen, Icons, Farben usw. Dies wirkt verwirrend. Grundsätzlich können ältere Menschen schwarze Schrift auf weißem Papier gut lesen, ein starker Kontrast ist hier hilfreich (Lörken, 2015).
7. *Aktuelles Wissen, Literaturunterstützung, Quellen, Datum*
   Broschüren sollten datiert sein und aktuelles Wissen beinhalten; zumindest sind aktuelles „Lehrbuchwissen" und Expertenmeinungen gefragt – besser noch unterstützt durch aktuelle wissenschaftliche Artikel (mit Quellenangaben). Die höchste Anforderung folgt einer „Evidenzbasierung", einer strengen wissenschaftlichen Prüfung. Diese Qualität ist richtig und wichtig, angesichts der Alltagsfragen und der Möglichkeiten

---

7 http://www.leichtlesbar.ch/html/

einer praxisbezogenen Patientenedukation jedoch kaum einzuhalten. In manchen Bereichen liegen allerdings entsprechende Studien (Reviews, Metaanalysen) vor. Hier kann man erwarten, dass auch in der pflegebezogenen Patientenedukation recherchiert und entsprechend agiert wird. Für evidenzbasierte Patienteninformationen liegen gute Einschätzungsverfahren mit eigenen Kriterien vor (Steckelberg, 2005). Die Vermittlung evidenzbasierter Ergebnisse ist für die Nutzer jedoch noch ungewohnt. Häufig wünschen sich Patienten und Angehörige kochrezeptartige Empfehlungen nach dem Motto: „Tu dies, lass jenes" (Schmitz et al., 2010).

8. *Autorenhinweise, Finanzierung, Abhängigkeit*
   Eine Broschüre von einem Hersteller (zu Werbezwecken) muss anders beurteilt werden als die Handreichung einer Selbsthilfegruppe oder eines Ministeriums. Nützlich ist es, etwas über die Finanzierung zu wissen (Abhängigkeit) oder über den beruflichen Hintergrund des Autors/der Autoren.
9. *Weiterführende Hinweise, Adressen*
   Relevante Adressen, Websites, Bücher usw. unterstützen den Informationsgehalt einer Broschüre. Es ist jedoch kaum möglich, auf wenigen Seiten alle relevanten Aspekte anzusprechen.
10. *Vollständigkeit*
    Abschließend wird beurteilt, ob relevante Aspekte fehlen, sofern dies möglich ist. Eine interdisziplinäre Sicht ist dabei anzustreben (z. B. Pflege, Medizin, Physiotherapie, Ökotrophologie gemeinsam).

Die Wittener Liste basiert auf anderen Katalogen, z. B. aus der Bewertung von Internet-Portalen oder aus dem Discern-System zur Beurteilung von gedruckter Patienteninformation[8]. Ein international gebräuchliches Verfahren zur Broschürenbeurteilung ist SAM[9] (Suitables Assessment Material); viele Aspekte sind hier deckungsgleich (Segmüller, 2015).

Die Wittener Liste eignet sich zur Broschürenbewertung in den unterschiedlichsten Settings: für die Pflegepraxis in der akuten, langzeitig stationären oder häuslichen Versorgung und auch für die Ausbildung und das Studium. Es gibt zahlreiche Abschlussarbeiten, in denen bereits mit diesem Verfahren gearbeitet wurde.

Als Beispiel einer Broschürenbewertung mithilfe der Wittener Liste ist auf der Homepage des Netzwerks Patienten- und Familienedukation in der

8 http://www.discern.de/
9 http://aspiruslibrary.org/literacy/sam.pdf

Pflege[10] die Besprechung der AOK-Broschüre „Künstliche Ernährung im Alter" zu finden.

Broschüren selbst entwickeln

Wenn sich trotz der großen Auswahl an vorhandenen Broschüren keine geeignete für die Zielgruppe oder das Thema findet, empfiehlt es sich, selbst eine Broschüre oder ein Informationsblatt zu entwickeln. Die Entwicklung von eigenem Material ist aufwändig, kann sich aber lohnen. Als Grundlage und zur Orientierung können bei der Entwicklung die Kriterien der Wittener Liste genutzt werden. Zudem kann im Sinne des Benchmarkings überlegt werden, was einem an anderen Broschüren gefällt und was in die Entwicklung der eigenen Broschüre einfließen soll. Hilfreich ist die Einrichtung einer interdisziplinären Arbeitsgruppe für die Broschürenerstellung.

Bevor die selbst entwickelte Broschüre dann in großer Stückzahl gedruckt wird, sollte mittels eines Pretests (Vortests) durch die Zielgruppe beurteilt werden, ob die sie hilfreich und verständlich ist. Die Verbesserungsvorschläge der Testgruppe sollten in die weiterentwickelte Version eingearbeitet werden, damit die Inhalte der Profis mit den Bedürfnissen der Zielgruppe übereinstimmen. Vor allem Alltagsnähe ist für viele Nutzer ein entscheidendes Kriterium – sie wollen keine medizinischen Erklärungen über ihre Erkrankung, sondern sie wollen wissen, wie sie die Erkrankung in ihren Alltag integrieren können. „Das Leben über die Krankheit heben" lautet die Maxime – und nicht die Erkrankung in den Vordergrund stellen und seinen Alltag „drumherum" aufbauen (Tolsdorf, 2010).

Aufwändiger, aber möglich ist ein wissenschaftlicher Test der Wirksamkeit der Broschüre, etwa durch einen Wissenstest in zwei Gruppen – eine Gruppe erhält die Broschüre, die andere Gruppe nicht.

Gut gelungene Broschüren sollten über die eigene Institution hinaus bekannt gemacht und evtl. auch der Industrie vorgestellt werden – auch kritische Rückmeldungen sind nützlich.

Vor Drucklegung neuer Broschüren sollte darauf geachtet werden, dass sie im gleichen Layout wie die übrigen Publikationen der Institution gestaltet sind (corporate design). Es ist zudem ratsam, die Abteilung Öffentlichkeitsarbeit miteinzubeziehen, damit diese die neu gestaltete Broschüre vorab prüfen kann.

---

10 http://patientenedukation.de/sites/default/files/downloads/2013/Broschuerenbewertung_abgeschlossen.pdf

Um die neu gestaltete Broschüre bekannt zu machen, sollte über die Institution hinaus Öffentlichkeitsarbeit betrieben werden (Pressemitteilung, Information auf der Homepage der Einrichtung, ein Beitrag in der Stadtzeitung usw.)

Von Zeit zu Zeit müssen die Inhalte der Broschüre aktualisiert und muss ein Nachdruck geplant werden. Das Ausgeben der Broschüren selbst ist eine Pflegeintervention, die Institution ist verantwortlich für den fachlichen Inhalt.

Wettbewerb für gelungene Broschüren

Im Jahr 2010 hat das Netzwerk Patienten- und Familienedukation in der Pflege e.V. die erste Broschüre ausgezeichnet[11]. Sie heißt „Schäfchen zählen mit Fred und Paula" und stammt aus dem St.-Christophorus-Krankenhaus in Werne. In der Broschüre werden Kinder mit den Schafen Fred und Paula, die sie auf Schritt und Tritt begleiten, auf eine bevorstehende Operation vorbereitet.

Im Jahr 2013 erfolgte ein öffentlicher Broschürenwettbewerb des Netzwerks. Insgesamt nahmen 45 Institutionen und Einzelpersonen mit ihren Broschüren am Wettbewerb teil. Gewonnen hat die onkologische Pflegeexpertin Kerstin Ackermann von der Sozialstiftung Bamberg mit ihrer Patientenbroschüre zur „Hochdosistherapie mit autologer Blutstammzelltransplantation".

Im folgenden Jahr wurde der Broschürenwettbewerb erneut durchgeführt. Über 40 Einsender hatten sich mit ihren selbstgestalteten Broschüren beworben, darunter viele sehr gute Produkte, sodass die Auswahl schwer fiel. Die Jury entschied sich schließlich dazu, sechs Preise zu vergeben.

Die Preisträger des Jahres 2014 sind:

1. Platz: Broschüre „Die letzten Tage und Stunden – eine Hilfe zur Begleitung in der Zeit des Sterbens", Hospizdienst „Die Pusteblume", Ambulanter Hospiz- und Palliativberatungsdienst und Ambulanter Kinderhospizdienst Pusteblume, Wuppertal; Preisgeld: € 300,–

2. Platz: Broschüre „Elterninformation zur erfolgreichen Therapie von Sehschwäche und Schielen", Dr. Ausbüttel & Co. GmbH, Witten; Preisgeld: € 200,–

3. Platz: Broschüre „Kompression einfach – tragbar. Informationen für Betroffene und Angehörige", Wundzentrum Hamburg e.V.; Preisgeld: € 100,–

11 http://patientenedukation.de/der-verein/ausgezeichnete-broschueren/2010-auszeichnung-der-broschuere-schaefchen-zaehlen-mit-fred-paula

3. Platz: Broschüre „Trockene Augen und Schleimhäute – Nützliche Informationen für Betroffene", Inselspital Bern; Preisgeld: € 100,–

3. Platz: Broschüre „Der diabetische Fuß: Vorsorge – Was können Sie selber tun?", Zürcher Hochschule für Angewandte Wissenschaften; Preisgeld: € 100,–

Den Sonderpreis erhielt die Broschüre „Alltag mit kognitiven Störungen – Ein Leben mit MS" von Annette Kindlimann; Preisgeld: € 100,–

Die Gewinnerbroschüren können als PDF auf der Homepage des Netzwerks Patienten- und Familienedukation heruntergeladen werden (www.patientenedukation.de).

Resümee: Die perfekte Broschüre gibt es nicht

Bei der Auswahl und dem Einsatz von Broschüren sollte immer zielgruppenspezifisch vorgegangen werden. So wird man zum Thema Diabetes sicherlich verschiedene Broschüren benötigen: für Typ-1-Diabetiker, für Typ-2-Diabetiker, für jüngere Patienten eine umfangreichere Information, für ältere Patienten mit Seheinschränkungen vielleicht nur eine kürzere Basisinformation, für eine russischsprachige Patientin eine Broschüre in russischer Sprache usw.

Ungünstig ist es, immer die gleiche Broschüre standardmäßig auszugeben. Broschüren sollten vor Verwendung mithilfe der Wittener Liste bewertet werden. Nur Broschüren, die man selbst für gut befindet, sollte man überhaupt ausgeben.

Ebenso sollten Umfang und Schwierigkeitsgrad auf den Nutzer abgestimmt sein. Die perfekte Broschüre gibt es nicht. Nicht nur Alter, Krankheitsfortschritt und der Bildungshintergrund spielen eine Rolle, sondern auch der kulturelle Hintergrund. Sprachliche Übersetzungen allein sind nicht ausreichend, es müssen auch kulturelle Anpassungen vorgenommen werden. Ebenso spielt es eine Rolle, ob der Betroffene selbst, ein Angehöriger oder eine nahestehende Bezugsperson angesprochen werden sollen. Schließlich sollten die Inhalte nicht dem Konzept und der Haltung der Einrichtung widersprechen (Tolsdorf, 2010).

Literatur

Abt-Zegelin, A. (2013): Umgang mit Broschüren. In: JuKip-Fachmagazin. Stuttgart: Thieme, S. 21–24

Langer, I./Schulz von Thun, F./Tausch, R. (2011): Sich verständlich ausdrücken. 9. Auflage. München: Reinhardt

Lörken, J. (2015): Edukation von Bewohnern und Bewohnerinnen der stationären Altenpflege am Beispiel der Versorgung mit Harninkontinenzmitteln. PADUA, 10 (2), S. 109–114

Schmitz, A./Lins, S./Krüger, C./Segmüller, T./Adler, K./Meyer, G. (2010): „Wer ist Glossar?" – Fokusgruppen-Evaluation einer evidenzbasierten Verbraucherinformation zu Sturzgefährdung und -vorbeugung im Alter. Pflege, 23 (4), S. 267–274

Segmüller, T. (Hg.) (2015): Beraten, Informieren und Schulen in der Pflege – Rückblick auf 20 Jahre Entwicklung. Frankfurt am Main: Mabuse

Steckelberg, A./Berger, B./Köpke, S./Heesen, C./Mühlhauser, I. (2005): Kriterien für evidenzbasierte Patienteninformationen. Zeitschrift ärztliche Fortbildung und Qualität im Gesundheitswesen, München, S. 343–351

Tolsdorf, M. (2010): Hilfsmittel in der Patientenberatung: Mit Broschüren gezielt informieren. CNE Fortbildung, 2, S. 7–9

Bewältigen gesundheitlicher Krisensituationen

Konsequenzen für die Schulung und Beratung stationärer Patienten und ihrer Angehörigen

Sylvia Guth-Winterink

Ein Praxisbeispiel für gelebte Patienten- und Angehörigenberatung sowie -schulung im Patienteninformationszentrum (PIZ) an einem Krankenhaus der Grund- und Regelversorgung – Marien-Hospital GmbH Wesel, Nordrhein-Westfalen, Deutschland

Wenn sich zu einem bestimmten Lebenszeitpunkt eine veränderte Gesundheitssituation einstellt, dann hat dieses „kritische Lebensereignis" verschiedene Qualitäten. Plötzlich eintretend und unkalkulierbar, konfrontiert es Betroffene und Angehörige mit einer Krise, die bei einer sich ständig ändernden chronischen Erkrankung eine lebenslange Aufgabe darstellt. Das Drama der Krankheitsverarbeitung und der damit verbundenen Lernaufgaben fängt mit dem Krankenhausaufenthalt an, auf den man sich manchmal auch nicht vorbereiten konnte. Krisensituationen werden mit erworbenen Bewältigungsfähigkeiten, Erfahrungen mit geglückten oder nicht geglückten Lösungsversuchen und mit oder ohne soziale Unterstützung bewältigt.

Beratung und Schulung, die eine veränderte Lebensführung einleiten, helfen, mit einer chronischen Erkrankung leben zu lernen und eigenverantwortlich Lebensqualität zu generieren.

Unter welchen Bedingungen sind Menschen mitten im Leben bereit, Veränderungen zuzulassen, eine veränderte Lebensführung ob einer neuen Gesundheits- oder Lebenssituation einzuleiten und sich beraten zu lassen? Dies geschieht nur, wenn es einen wirklichen Anlass gibt, erforderliche Veränderungen zu integrieren. Es muss einen Sinn ergeben, angesichts von z. B. Mobilitätseinschränkungen oder Schmerzen Veränderungen in der Lebensführung vorzunehmen, oder es muss ein gewisser Druck bestehen, der z. B. durch eine besondere Leidenssituation erzeugt wird.

Die Qualität der Begleitung dieser Beratungsprozesse hat einen Einfluss auf die Nachhaltigkeit, mit der die eingeleiteten Veränderungen über einen möglicherweise längeren Zeitraum hinweg durchgehalten werden. Dieser Prozess soll im Verlaufe meiner Ausführungen angemessen betrachtet werden. Vor allem aber sollen Unterstützungsmaßnahmen vorgestellt werden, die als praxistaugliches Konzept in den Klinikalltag des Marien-Hospitals (MHW) integriert sind. Die Beratungs- und Schulungsdienstleistungen im PIZ des MHW greifen schon während des Krankenhausaufenthaltes und leiten in die sich anschließende Alltagsphase – unter veränderten Gesundheitsbedingungen – über. Konsequenzen, die sich aus diesem Lernprozess für ein an den Bedürfnissen der Betroffenen orientiertes Beratungs- und Schulungsangebot ergeben, sind ein weiterer Aspekt der Ausführungen.

Die gezielte Vorbereitung auf eine zu meisternde Alltagswirklichkeit, die erst nach dem stationären Aufenthalt anfängt oder nach der stationären Behandlung wieder einsetzt, steht im Zentrum der Betrachtung im Rahmen dieses Beitrages.

Individuelle Beratung und Schulung – seit einigen Jahren ergänzt um das Projekt der „Familialen Pflege", welches durch die AOK Rheinland/Hamburg und Nord-West aufgelegt und finanziert sowie durch die Uni Bielefeld wissenschaftlich begleitet wird – sind ein Beitrag zur integrierten Versorgung chronisch kranker Menschen. Ich komme im weiteren Verlauf noch einmal auf das Projekt zurück.

Alle genannten Unterstützungssegmente rechnen sich in mehrfacher Hinsicht: Sie fördern Alltagskompetenzen und Alltagsaktivitäten der Betroffenen, sie stärken die Selbstbestimmtheit von Patienten und deren Angehörigen. Sie bewirken eine deutliche Steigerung der Lebensqualität, und sie geben den Mitarbeitern im Gesundheitswesen die Chance, sich mit ihrem erworbenen Expertenwissen gezielt in diesen Prozess einzubringen – ein nicht zu unterschätzender Teilbereich, der die Motivation in der professionellen Pflege steigert. Darüber hinaus wird eine nachhaltige Patientenbindung erzeugt. Das geschieht, weil erforderliche Informationen in der Lebens-/Gesundheitskrise unmittelbar zur Verfügung stehen und in Anspruch genommen werden können. Hiermit werden nachhaltig positive Erfahrungen mit dem Unternehmen Krankenhaus gemacht, welches dann bei anderen gesundheitlichen Problemen oder Fragestellungen erneut aufgesucht wird. Diese Erfahrungen machen wir und können dies durch die dokumentierten Kontakte belegen. Krankenhäuser etablieren sich auf diese Weise auch als Gesundheitsanbieter in der Region und am Gesundheitsmarkt.

Im Rahmen des schon erwähnten Projektes der „Familialen Pflege" haben wir im MHW die Möglichkeit, bis zu sechs Wochen nach dem stationären Aufenthalt den Patienten zu Hause zu besuchen und sogenannte aufsuchende Pflegetrainings- und Beratungsgespräche durchzuführen. Der Kontakt wird so über den Krankenhausaufenthalt hinaus aufrechterhalten. Die Möglichkeit, Kurse – sowohl für pflegende Angehörige bei somatischen

Erkrankungen als auch speziell für Angehörige demenziell erkrankter Menschen – regelmäßig anzubieten, ergänzt und unterstützt diesen Prozess. Die im Rahmen der „Familialen Pflege“ erbrachten, dokumentierten und damit nachgewiesenen Dienstleistungen werden vergütet und refinanzieren zu einem Viertel die personelle Ausstattung des PIZ im MHW.

Patientenedukation von Krankenhauspatienten ist gesundheitliche Zukunftsaufgabe

„Nur im Bereich personenbezogener Dienstleistungsproduktion ist eine Verbesserung der Patientenorientierung durch Patientenpartizipation möglich.“ (Badura/Feuerstein, 1994, S. 21–23)

Patienten sind Ko-Produzenten ihrer zu erreichenden persönlichen Lebensqualität. Die Bewältigung gesundheitlicher und damit kritischer Lebensereignisse und die daraus erwachsende Generierung von Konsequenzen für die Patientenedukation von Krankenhauspatienten sind deshalb gesundheitliche Zukunftsaufgaben.

„Das eigentliche Drama der Krankheitsbewältigung findet zu Hause und bei der Rückkehr zur Arbeit, am Arbeitsplatz statt. Daraus gilt es, den Patienten und seine Angehörigen bereits während der Akutversorgung vorzubereiten.“ (Badura et al., 1987, S. 266)

Hierbei geht es einerseits darum, Anforderungsprofile und Qualitätsanforderungen für die Beratenden, Informierenden und die Pflegenden selbst zu definieren. Andererseits werden Inhalt und Form der Informationen, die in den Schulungen an die Patienten weitergegeben werden sollen, festgelegt und weiterentwickelt. Es ist wichtig zu entscheiden, zu welchem Zeitpunkt die Beratung überhaupt stattfinden kann bzw. welche Maßnahmen eingeleitet werden müssen, wenn die aktuelle Situation des Patienten/seines Angehörigen eine Beratung nicht zulässt, z. B. weil der Patient noch gar nicht aufnahmefähig ist. Dies ist umso bedeutsamer, als die Verweildauern in den Akutkrankenhäusern kontinuierlich sinken und das Zeitfenster für Beginn und Durchführung der Schulung oder der beratenden Maßnahmen immer enger werden. Nicht zuletzt deshalb folgen wir im Rahmen unseres Konzeptes den Grundsatz, dass die Entlassungsplanung bei der Aufnahme beginnen muss.

Das Konzept einer patientenorientierten Beratung und Schulung umfasst eine geplante, systematische Überleitung bestenfalls in die häusliche Umgebung, mit unterstützender ambulanter Versorgung und/oder pflegenden Angehörigen. Es kann zunächst auch in Kurzzeit-, Tagespflege oder stationäre Altenhilfe übergeleitet werden. In allen Fällen ist eine gut vorbereitete Übergabe, z. B. an den niedergelassenen Arzt (Hausarzt) und/oder die ambulanten Pflegedienste, in Form einer abgestimmten Überleitungsdokumentation eingeschlossen, welche die Schwerpunkte der Weiterversorgung und Pflege aufzeigt.

Bei Betrachtung der Kosten für Diagnostik und Therapie mit dem Ziel einer ökonomischen und erlösorientierten Abwicklung des Krankenhausaufenthaltes sollte die vorbereitete „Einleitung der Bewältigung des Lebens nach einer Akuterkrankung mit den Folgen einer chronischen Erkrankung" unter dem Gesichtspunkt der Vermeidung des Drehtüreffektes gesehen werden: Der entlassene Patient sucht erneut das Krankenhaus auf, da er und seine Angehörigen medizinisch-pflegerisch nicht ausreichend auf die Entlassung vorbereitet wurden. Es muss im Interesse der politisch, wirtschaftlich und professionell verantwortlich Tätigen im Gesundheitswesen sein, einen erneuten Krankenhausaufenthalt zu vermeiden oder zumindest zu verzögern.

Unter Berücksichtigung der vorliegenden Ausführungen habe ich mich als verantwortliche Leiterin des Pflegedienstes im MHW in Abstimmung mit der damaligen Geschäftsführung 2002 entschieden, im Rahmen meines Bachelorstudiums BBA das Projekt „Schulung und Beratung für Patienten und Angehörige" zu entwickeln und umzusetzen. Damit war der Startschuss für das heutige PIZ im MHW gefallen, das inzwischen implementiert, etabliert und aus dem Portfolio der Gesundheitsdienstleistungen unseres Hospitals nicht mehr wegzudenken ist. Das Projekt wurde mit dem Ziel auf den Weg gebracht, die Patienten schon während des stationären Aufenthaltes auf ihre veränderte gesundheitliche Situation vorzubereiten, die entsprechende Überleitung/Entlassung frühzeitig einzuleiten und die damit verbundenen Vorbereitungen zu treffen. Es sollte Teil des strukturierten Entlassungsmanagements sein, das in der aktuellen Betrachtung der stationären Versorgung an Bedeutung nichts verloren hat. Nach und nach wurde aus dem Stellenplan des Pflegedienstes ein Stellenanteil von 2,5 VK entwickelt, der zur Organisation der Überleitung und Beratung in freigestellter Position zur Verfügung steht.

Seit 2006 sind diese beiden Aufgabengebiete mit ihren differenzierten Profilen im PIZ zusammengeführt. Der Internetseite des MHW (www.prohomine.de) lässt sich das Schulungs- und Beratungsangebot entnehmen, das sich bis heute entwickelt hat: Pflegeüberleitung, Pflegeeinstufung während des stationären KH-Aufenthaltes einleiten, Hilfsmittelversorgung, familiale Pflege (Pflegetrainings am Bett, Beratung und Schulung zu Hause sowie Kurse für pflegende Angehörige), Vermittlung von Kontakten zu verschiedenen sozialen Institutionen wie dem ambulanten Pflegedienst und

Dienstleistungen im häuslichen Bereich, z. B. Hausnotruf, Hilfestellungen beim Umgang mit „dem Anderssein" – Migration im Krankenhaus. Einen inzwischen festen Platz nimmt die Beratung zur Patientenverfügung und Vorsorgevollmacht ein. Hierfür sind alle PIZ-Mitarbeiterinnen geschult und können in zu vereinbarenden Gesprächen mit Patienten unmittelbare Hilfe für das Erstellen der Verfügungen und Vollmachten leisten oder diese auch noch nach dem stationären Aufenthalt erstellen.

Interessierte und geeignete Mitarbeiterinnen aus dem Pflegedienst konnten mit Erfolg für diesen Bereich gefunden werden. Die drei Mitarbeiterinnen der Pflege und eine Assistentin, die unterstützende Hol- und Bringdienste sowie Vorbereitungen für Schulungen erledigt, sind voll- und teilzeitbeschäftigt und unterschiedlich zusatzqualifiziert, was ein vielfältiges Angebot der Beratungs- und Schulungsleistungen ermöglicht. Eine Mitarbeiterin mit mehrjähriger Berufserfahrung in verschiedenen Fachbereichen verfügt über folgende Zusatzqualifikationen: Praxisbegleiterin Basale Stimulation, Pflegetrainerin, Diversity Training, Expertin für Migration im Umgang mit dem Anderssein im Krankenhaus, Praxisanleiterin Pflege. Sie hat damit die fachliche Expertise, Überleitung und Pflegeberatung nach § 7a SGB XI sowie aufsuchende Pflegetrainings und Hausbesuche im Rahmen der „Familialen Pflege" anzubieten. Sie vertritt das MHW im Arbeitskreis „Das kultursensible Krankenhaus" auf Bundesebene und leitet intern den Qualitätszirkel „Migration" im MHW.

Eine zweite, Vollzeit tätige Pflegeexpertin mit mehrjähriger Berufs- und Führungserfahrung in der Intensivfachpflege hat ebenfalls die Kompetenz zur Pflegeberatung nach § 7a SGB XI erworben und sich speziell für den Umgang mit demenziell erkrankten Menschen zur Demenzberaterin qualifiziert. Sie ist Pflegetrainerin im Rahmen der „Familialen Pflege" und bietet Kurse für pflegende Angehörige Demenzerkrankter an. Sie ist in der Überleitung und Beratung tätig und unterrichtet unterschiedliche Gruppen intern und extern zu den Themen Überleitung und Demenz. Der Qualitätszirkel Demenz im MHW befindet sich bei ihr in Vorbereitung.

Die Dritte im Bunde ist teilzeitbeschäftigt und ebenfalls mehrjährig berufserfahren in der Kardiologie und als Intensivfachschwester. Sie hat eine berufsbegleitende Weiterbildung zur speziellen Begleitung von Patienten mit Herzinsuffizienz „Heartfailure nurse" (europ. Curriculum) erfolgreich abgeschlossen und sich zur „Zertifizierten Rauchfreitrainerin" qualifiziert. Das Angebot zur Raucherentwöhnung besteht sowohl für Patienten als auch für Mitarbeiter. Ihre Überleitungs- und Beratungsschwerpunkte liegen in der Kardiologie, Pulmologie und Angiologie, d. h. in der Abteilung mit dem größten Patientenaufkommen.

Mit dieser differenzierten Expertise im PIZ sind wir im MHW in der Lage, auch unseren Auszubildenden in der Gesundheits- und Kranken- sowie Kinderkrankenpflege einen erweiterten Einsatzort im Rahmen der praktischen Ausbildung anzubieten. Auch das vorhandene Fachwissen im Umgang mit dem Anderssein hat in den vergangenen Jahren integrative Wirkung gezeigt, zum einen für die multikulturellen Pflege- und Ärzteteams, zum anderen in der Versorgung von Patienten, für die Deutsch nicht die Muttersprache ist und die aus einem anderen Kulturkreis kommen. Sie machen zwischenzeitlich einen nicht unwesentlichen Anteil aus (15 % von ca. 20.000 stationären Patienten).

Das PIZ ist nicht nur innerhalb des Unternehmens ein fester Bestandteil unserer definierten Pflegequalität über den Krankenhausaufenthalt hinaus, sondern es ist auch in der Stadt und im Kreis Wesel präsent. Dies geschieht durch den kontinuierlichen Aufbau vernetzter Kontakte, die durch das offensive Aufeinander-Zugehen der Beratungsstellen der Stadt (Seniorenberatung, Sozialamt) und des Kreises Wesel (Kooperationsbüro, Ambulanter Hospizdienst, Gesundheitsselbsthilfe, Paritätischer Wohlfahrtsverband) entstanden sind und gepflegt werden. Die Mitarbeiterinnen des PIZ nehmen je nach ihren Schwerpunkten auch überregional an Qualitätszirkeln, Projekten und Arbeitsgruppen teil. Das bezieht sich auch auf jene Stellen, wo man sich um Flüchtlinge und Migration/Integration kümmert.

Darüber hinaus haben die Pflegenden aller Fachbereiche des MHW ergänzendes Expertenwissen in sehr differenzierter Form erworben – Expertenwissen, auf das gegenseitig zurückgegriffen werden kann. Die jeweils aktualisierte Expertenliste ist im Intranet für jeden Mitarbeiter einsehbar. Mittels „Konsil", das sowohl vom Pflegedienst (in der Mehrzahl der Fälle) als auch vom ärztlichen Dienst über das PIZ ausgelöst wird, können Pflegeexperten angefordert werden, die dann mit dem jeweiligen Spezialwissen die Beratungs- und Schulungsleistung der PIZ-Mitarbeiter bei den Patienten unterstützen. Darüber hinaus nehmen Mitarbeiter der Pflege die Möglichkeit kollegialer Beratung bei besonderen Fragen der Patientenversorgung wahr.

Dies gilt z. B. im Rahmen der Wundberatung und -behandlung, Schmerzbehandlung nach erstellten Schmerzregimen für die Fachbereiche (unter ärztlicher Supervision eines Facharztes für Schmerzmedizin) Palliative Care, Ernährungsberatung, Link-Nurse, Kinästhetik, Basale Stimulation etc. Über diese etablierte Systematik im Hause werden Mitarbeiter mit Expertenwissen an der Umsetzung der Versorgungsziele beteiligt und ergänzend wertgeschätzt. In der Summe aller Gesundheitsdienstleistungen wird ein wesentlicher Beitrag zu einem geplanten, systematischen und patientenorientierten Entlassungsmanagement geleistet, der aus ökonomischen Gründen für die Klinik von hoher Relevanz ist.

Bedingungen für Gesundheits- und Beratungsleistungen sowie Gesundheitsförderung

Damit die Beratungsleistung an den Patienten kommt, bedarf es einer abgestimmten Logistik zwischen den am Gesundungsprozess beteiligten Akteuren im Klinikalltag.

Das zwischen den Berufsgruppen abgestimmte Konsilwesen, das im KISS/ORBIS EDV-gestützt abgebildet ist, wird in der Hauptsache vom Pflegedienst und – als nächster in der Reihenfolge – vom ärztlichen Dienst veranlasst. Inzwischen kommt es aber durchaus häufig vor, dass die Patienten/Angehörigen sich selbst bei den PIZ-Mitarbeitern melden, wenn sie z. B. erleben, dass im Drei-Bett-Zimmer ein Mitpatient Beratung erfährt. Auch melden sich Patienten und Angehörige direkt beim stationären Pflegedienst, weil bereits Bedarf für Unterstützung bei stationärer Aufnahme besteht.

Da über die „Familiale Pflege" der Kontakt auch über den Krankenhausaufenthalt hinaus besteht, ergibt sich die Teilnahme von Angehörigen an einem geeigneten Pflegekurs über den stationären Aufenthalt von Patienten. Unterstützung und Bedarf an Informationen entstehen dann, wenn ein Akutgeschehen eintritt oder bei chronischen Erkrankungen eine Krise auftaucht: Nun sind geeignete Beratung, Begleitung, Gespräch, Aufklärung, Unterstützung gefragt. Durch die Angebote im PIZ sind wir in der Lage, anlassbezogen und unmittelbar zur Verfügung zu stehen. Die Erfahrung, Unterstützungsleistungen zu erhalten, wann sie gebraucht werden, führt dazu, dass sich die Menschen über diese positive Erfahrung unterhalten. Davon profitieren wir – das belegen unsere ständig wachsenden Kontakte und unsere Rückfragen, warum die Beratungsleistungen in Anspruch genommen werden.

Was wir im PIZ besonders wichtig finden, ist die Tatsache, dass wir mit unseren bereits zehnjährigen Bemühungen, ein „Kultursensibles Krankenhaus" zu werden, nun besser darauf vorbereitet und besser in der Lage sind, die aktuellen Herausforderungen im Umgang mit Migration im Krankenhaus zu bewältigen. Hierzu besteht ein Qualitätszirkel, der interdisziplinär besetzt ist. Auf diese Weise wurde geeignetes Informationsmaterial für Muslime vor dem Krankenhausaufenthalt entwickelt und in Moscheen und Vereinen verteilt, wurde der Speiseplan im Krankenhaus übersetzt und mithilfe geeigneter Nahrungsmittel angepasst, wurden rituelle Waschungen nach dem Versterben muslimischer Patienten an einem geeigneten Ort ermöglicht und wurde ein Gebetsraum eingerichtet. Wir stehen in engem Kontakt mit dem Integrationsrat der Stadt, der auch in unseren Räumen mindestens einmal im Jahr tagt, und wir nehmen – jeweils mit einem relevanten Gesundheitsthema – an den jährlich von der Stadt Wesel veranstalteten Kulturtagen teil.

Hier ein Fallbeispiel für kultursensible Beratung im PIZ:

Situation
Das Ehepaar B. – ein Sohn, eine Familie mit Migrationshintergrund – war aufgrund der p AVK oftmals stationär im MHW. Beide Ehepartner waren von der Gefäßerkrankung betroffen, weshalb bedauerlicherweise schon Extremitäten amputiert werden mussten.

Problem
Ehepaar B. hat während des stationären Aufenthaltes ausschließlich trockene Brötchen gegessen, da bzgl. der Nahrungszubereitung im Krankenhaus kein Vertrauen vorhanden war. Der Sohn des Ehepaares hat sich deshalb im PIZ gemeldet. Er war besorgt um seine Eltern, weil er keine Möglichkeit hatte, sie während des Aufenthaltes mit Essen zu versorgen. Das Problem bestand in fehlendem Vertrauen und unzureichender Information.

Lösung
Gemeinsam mit dem Sohn wurde überlegt, wie man erreichen könnte, dass die Eltern auch im Hospital normale Essgewohnheiten pflegen. Zunächst sollte Vertrauen in die sortenreine Zubereitung des Essens und die hygienische Aufbereitung der Küchengeräte geschaffen werden. Zur Kommunikation wurde ein geeigneter Dolmetscher (eine immer aktualisierte Liste befindet sich im Intranet des MHW und steht allen Bereichen zur Verfügung) hinzugezogen, um sicherzustellen, dass die kommunizierten Inhalte von allen verstanden wurden. Damit gelang es, die Eltern von der aus kulturellen Gründen geforderten Zu- und Aufbereitung zu überzeugen. Den muslimischen Patienten werden bereits Gerichte und Nahrungsmittel zur Verfügung gestellt, die frei von Schweinefleisch sind. Um die Glaubwürdigkeit zu unterstützen, wurde ein ebenfalls muslimischer Mitarbeiter der Küche hinzugezogen, welcher der Familie versichern konnte, dass bei der Zubereitung höchste Kriterien der Sortenreinheit gewährleistet werden.

Diese Maßnahmen führten zur Glaubwürdigkeit der Information, zur Vertrauensbildung gegenüber den Mitarbeitern und damit zur Akzeptanz des im Hospital hergestellten Essens. Erleichterung auf beiden Seiten war die Folge.

Fazit
Auf den Speiseplänen des Hospitals werden Speisen mit Schweinefleisch durch Symbole gekennzeichnet. Die Pläne sind ins Türkische übersetzt und werden laufend angepasst. Zum Frühstück und Abendessen können vertraute Nahrungsmittel (Oliven, Schafkäse) bestellt werden.

Pflegende Angehörige stärken

Nach offiziellen Erhebungen ist derzeit fast eine halbe Million Menschen in NRW im Sinne des Pflegeversicherungsgesetzes pflegebedürftig. Man rechnet damit, dass die Zahl der Pflegebedürftigen in den nächsten 20 Jahren um 300 % zunimmt. Eventuell werden es noch mehr sein, weil Deutschland nach neuesten Erkenntnissen deutlich schneller altert als zunächst angenommen. 70 % der Pflegebedürftigen werden im häuslichen Umfeld versorgt, in der Regel überwiegend von einer weiblichen Person. Die Pflegenden fühlen sich oft alleingelassen, überfordert, ausgelaugt und allein verantwortlich, aber auch unzulänglich und nicht „gut genug bzw. fachlich vorgebildet", um die Aufgabe zu meistern. Die Folge: Sie werden den eigenen Ansprüchen nicht gerecht und fühlen sich häufig schuldig.

Wissenschaftliche Begleitung

Umso wichtiger ist es, diesen Menschen Anerkennung und Unterstützung zukommen zu lassen. Deshalb hat sich das MHW zur Teilnahme am AOK-Modellprojekt „Familiale Pflege", das von der Universität Bielefeld wissenschaftlich begleitet und vom NRW-Gesundheitsministerium gefördert wird, entschlossen. In Nordrhein-Westfalen und Hamburg haben sich inzwischen über 200 Krankenhäuser dem Projekt angeschlossen. Die Teilnahme daran ist eine hilfreiche Ergänzung zu unserem PIZ, da es die Versorgung über den Krankenhausaufenthalt hinaus ermöglicht und wenigstens zum Teil refinanziert wird. Das Projekt unterstützt das Ziel, den Drehtüreffekt zu vermeiden. Die Hilfestellungen im Alltag und die Mikro-Schulungen beziehen sich z. B. auf Transfer, Injektionsgaben, Basisinformationen zu Notfallsituationen, Umgang mit Dosieraerosolen. Individuelle Angehörigenschulungen sind zu diesem Zeitpunkt meist besser durchführbar, weil die Aufnahmefähigkeit der Betroffenen in der Akutsituation oft nicht gegeben ist. In der vertrauten Umgebung, in der sich die Pflegenden und zu Pflegenden sicherer fühlen, gelingt die Anleitung in den Trainings deutlich besser, das Einüben erfolgt unter realen Alltagsbedingungen.

Die Uni Bielefeld forscht unter der Leitung von Prof. Dr. Katharina Gröning zu folgenden Themen: „Neue Herausforderungen im Übergang vom Krankenhaus in die häusliche Pflege", „Was brauchen pflegende Angehörige?" und „Sorge für die alten Eltern – Sorgen für den pflegebedürftigen Partner".

Die Universität kam zu dem Ergebnis, dass Pflege besonders gut über einen langen Zeitraum funktioniert, wenn

- die Aufgabe auf mehrere Schultern verteilt ist;
- Grundwissen über Krankheiten und Pflegetechniken vorhanden ist;
- Selbstsorge getätigt wird, was bedeutet, dass
  - Rückzugsmöglichkeiten (zeitlich und räumlich) vorhanden sind,
  - Verantwortung für die eigene Gesundheit besteht und
  - Abgrenzung gestattet ist („Auch ich habe Rechte");
- (familiäre) Netzwerke bestehen;
- Anlaufstellen bekannt sind;
- Wissen um die Veränderungen in den innerfamiliären Beziehungen besteht, d. h. Partnerpflege unterscheidet sich von Elternpflege!

Voraussetzungen dafür sind:

- Stärkung der pflegenden Person;
- Stärkung der Kompetenz der pflegenden Person;
- Akzeptanz der veränderten Lebenssituation;
- Fähigkeit zur Gestaltung der individuellen Situation.

Dafür hat die Uni Bielefeld ein Konzept entwickelt, das die AOK Rheinland finanziert. Die Schulung der Angehörigen umfasst:

- Pflegetrainings am Bett schon im Krankenhaus;
- Erst- und Familiengespräche im Krankenhaus zur Bildung eines Netzwerkes und um die Pflegeverantwortlichkeit auf mehrere Personen zu verteilen;
- Pflegetrainings zu Hause (bis zu sechs Wochen nach der Entlassung);
- Familiengespräche zu Hause;
- Kurse für pflegende Angehörige (3x3 Stunden) mit einem praktischen Teil zum Erlernen von Pflegetechniken, einem theoretischen Teil zum Erlernen von Strategien zur eigenen Gesunderhaltung und zur Netzwerkbildung sowie der Möglichkeit zum Austausch mit anderen Betroffenen.

Im MHW sind zwei der PIZ-Mitarbeiterinnen für das Projekt „Familiale Pflege" qualifiziert und verantwortlich. Sie leiten die Pflegetrainings im Rahmen der Pflegeüberleitung vom Krankenhaus ins häusliche Umfeld und führen die Familiengespräche. Dieses Angebot gilt für *alle* PatientInnen, die Leistungen aus der Pflegekasse beziehen bzw. beantragt haben. Die Kosten übernimmt die AOK – auch für Versicherte anderer Krankenkassen.

Kostenlose Kurse

Seit Oktober 2011 finden darüber hinaus kostenlose Kurse für pflegende Angehörige statt. Sie stehen allen Interessenten unabhängig von der Pflegestufe des Patienten offen und sind, wie bereits erwähnt, inzwischen ergänzt um Kurse für Angehörige Demenzkranker.

Ausblick und Weiterentwicklung

Die Unternehmensleitung hat die Themenbereiche *Aufnahme und Entlassung* im Rahmen des Qualitätsmanagements als Kernprozesse mit höchster Priorität benannt. Hierzu wurde im zweiten Quartal 2015 ein berufsgruppenübergreifendes Projekt unter der Leitung der stv. Geschäftsführung aufgelegt mit dem Ziel, sowohl die elektive (geplante) Aufnahme als auch die Notfallaufnahme noch strukturierter abzuwickeln. Es soll eine Belegungskoordination implementiert werden, welche die stationäre Patientenaufnahme in die Fachbereiche steuert. Gleichzeitig soll die Entlassung der Patienten in ein „Systematisches Entlassungsmanagement“ übergeleitet werden. Hierbei sind die erlösorientierten, dokumentations- und abrechnungsrelevanten Belange genauso zu berücksichtigen wie die geplante Entlassung in den vorgesehenen Verweildauergrenzen.

In der Projektgruppe ist neben dem Pflegemanagement, dem ärztlichen Dienst und dem Medizincontrolling selbstverständlich auch eine Mitarbeiterin des PIZ vertreten.

Das PIZ mit seinen bisherigen Beiträgen zu Beratung, Schulung, Überleitung und Pflegetrainings für eine pflegerisch vorbereitete, systematische Entlassung zeigt mit der Projektteilnahme Präsenz im Unternehmen, welches für die bisherige Teilhabe an erfolgreich vorbereiteter Entlassung steht. Gleichzeitig wird durch die Teilnahme am Projekt sichergestellt, dass bei der sich ständig ändernden Klientel älterer, betagter und hochbetagter Patienten diese Gesundheitsdienstleistungen auch in Zukunft weiterhin gewährleistet werden.

Im Anhang finden Sie einige Literaturhinweise, aus denen ich an wenigen Stellen zitiert habe. Danach werden weitere Quellen genannt, die auf das Thema bezogen und erwähnenswert sind. Sie sollen eine Anregung sein, sich mit Patientenedukation einerseits und der Bewältigung gesundheitlicher Krisen andererseits zu befassen.

Literatur

Badura, B. et al. (1987): Leben mit dem Herzinfarkt. Eine sozialepidemiologische Studie. Berlin: Springer

Badura, B./Feuerstein, G. (1994): Systemgestaltung im Gesundheitswesen. Zur Versorgungskrise der hochtechnisierten Medizin und den Möglichkeiten ihrer Bewältigung. Weinheim, München: Juventa

Bengel, J. et al. (1998): Was erhält Menschen gesund? Antonovskys Modell der Salutogenese – Diskussionsstand und Stellenwert. Köln: BZgA

Blom, M./Duijnstee, M. (1999): Wie soll ich das nur aushalten? Mit dem Pflegekompaß die Belastung pflegender Angehöriger einschätzen. Bern: Hans Huber

Marien-Hospital Wesel (Hg.): www.prohomine.de, Pflegeselbstverständnis und PIZ

Maschewsky-Schneider, U. (1997): Frauen sind anders krank. Zur gesundheitlichen Lage von Frauen in Deutschland. Weinheim, München: Juventa

Petermann, F. (Hg.) (1997): Patientenschulung und Patientenberatung. Ein Lehrbuch. 2., vollst. überarb. u. erw. Auflage. Göttingen: Hogrefe

Steimel, R. (2003): Individuelle Angehörigenschulung. Eine effektive Alternative zu Pflegekursen. Hannover: Schlütersche

Guth-Winterink, S. (2003): Bewältigen gesundheitlicher Krisensituationen. Bachelor-Studienarbeit, Steinbeis-Hochschule Berlin, Xanten

Zegelin-Abt, A. (2000): Patientenedukation – eine neue Aufgabe für die Pflege. Die Schwester/der Pfleger, 39/1, S. 56–59

Diverse Veröffentlichungen zum Thema auch unter
Netzwerk Patienteninformationszentren Deutschland e.V.

Empowerment

Wie können Pflegende die Patienten in der Entwicklung von Gesundheitskompetenz unterstützen?

Johanna Gossens

Der Begriff Empowerment stammt ursprünglich aus der kritischen Sozialpädagogik. Er bezeichnet einen Prozess der Selbstermächtigung und die selbstbestimmte Überwindung von benachteiligenden Lebensumständen wie z. B. Armut, Analphabetentum oder Arbeitslosigkeit. Geprägt wurde er von Paulo Freire, einem brasilianischen Pädagogen und Theologen, der Alphabetisierungsprogramme für Erwachsene in Brasilien und Chile aufgebaut und begleitet hat. Freire entwickelte ein Konzept pädagogischer Arbeit, das auf den Erfahrungen und Stärken der Betroffenen aufbaut und sie aktiv und gleichberechtigt in den Prozess einbindet. Ziel jedes Empowerment-Prozesses ist es, für die Betroffenen ein größtmögliches Maß an Autonomie zu erlangen und sie zu befähigen, ihr Leben selbstbestimmt zu gestalten. Freire geht dabei von drei wichtigen Schritten eines problemlösenden Dialogs aus:

1. engagiertes Zuhören bei der Verbalisierung der bestehenden Probleme, die Betroffene daran hindern, sich zu entfalten;
2. analytischer Dialog, um eine mögliche Alternative/Veränderung zu visualisieren und konkrete Ziele zu entwickeln;
3. soziale Aktionen und deren Reflexion anhand der Auswirkungen in der Realität. Freire betont dabei wiederkehrend, dass der Respekt vor den Lebenserfahrungen der Betroffenen sowie ihren Wünschen und Zielen die Basis für den lösungsorientierten Dialog sind (vgl. Freire, 1973, S. 60 ff., und Freire, 1996, S. 30 f.).

Im Gesundheitswesen haben Empowerment-Konzepte zunächst primär im Bereich der Gesundheitsförderung Fuß gefasst. Mit der Ottawa-Charta der WHO wurden 1986 erstmals empowernde Strategien gefordert. Dort heißt es:

> „Gesundheitsförderung zielt auf einen Prozess, allen Menschen ein höheres Maß an Selbstbestimmung über ihre Gesundheit zu ermöglichen und sie damit zur Stärkung ihrer Gesundheit zu befähigen. Um ein umfassendes körperliches, seelisches und soziales Wohlbefinden zu erlangen, ist es notwendig, dass sowohl Einzelne als auch Gruppen ihre Bedürfnisse befriedigen, ihre Wünsche und Hoffnungen wahrnehmen

> und verwirklichen sowie ihre Umwelt meistern bzw. sie verändern können. [...] Gesundheitsförderung ist auf Chancengleichheit auf dem Gebiet der Gesundheit gerichtet. Gesundheitsförderndes Handeln bemüht sich darum, bestehende soziale Unterschiede des Gesundheitszustandes zu verringern sowie gleiche Möglichkeiten und Voraussetzungen zu schaffen, damit alle Menschen befähigt werden, ihr größtmögliches Gesundheitspotential zu verwirklichen. Dies umfasst sowohl Geborgenheit und Verwurzelung in einer unterstützenden sozialen Umwelt, den Zugang zu allen wesentlichen Informationen, die Entfaltung von praktischen Fertigkeiten, als auch die Möglichkeit, selber Entscheidungen in Bezug auf ihre persönliche Gesundheit treffen zu können. Menschen können ihr Gesundheitspotential nur dann weitestgehend entfalten, wenn sie auf die Faktoren, die ihre Gesundheit beeinflussen, auch Einfluss nehmen können." (WHO 1986)

Im Hinblick auf das Menschenbild vollzieht sich hier ein Paradigmenwechsel von einem passiven Empfänger von Gesundheitsleistungen hin zu einem aktiven Partner, der eigene Gesundheitspotenziale entwickelt, Einfluss nimmt und informiert entscheiden kann. Gesundheit wird nicht mehr als statischer Zustand angesehen, den es zu erreichen gilt, sondern als dynamischer Prozess, der von individuellen, sozialen und gesellschaftlichen Faktoren beeinflusst wird. Gesundheitsfördernde Lebensbedingungen werden zu einem Anspruch deklariert, den einzulösen sowohl die Politik als auch die Entscheidungsträger im Gesundheitswesen aufgerufen sind. Dies gilt nicht nur für die Bereiche der primären Prävention vor Erkrankung, sondern in gleichem Maße auch für Strategien im Umgang mit Behinderungen oder chronischen Erkrankungen. Ein Novum ist der ausgeprägte lebensweltliche Bezug der Definition von Gesundheit. Es ist die Rede von Wünschen, Selbstbestimmung, Hoffnungen, Geborgenheit, Bedürfnissen und Wohlbefinden – Kategorien, die sich mit dem vorherrschenden Paradigma einer naturwissenschaftlich geprägten Medizin nur schwer vereinbaren lassen. Sind es nicht gerade diese lebensweltlichen Bezüge, die unter randomisierten, kontrollierten Studien weitestgehend herausgefiltert werden sollen, durch die Herstellung von vergleichbaren „Laborbedingungen"? Wie kann die normative Kraft der Einordnung von Daten in standardisierte, zumeist defizitorientierte, diagnostische Klassifikationssysteme mit einer gesundheitsförderlichen Perspektive vereinbart werden? Wie können Erkenntnisse, die weitestgehend ohne Berücksichtigung des Lebensweltbezuges entstanden sind, wieder mit der Lebenswelt der Betroffenen in Einklang gebracht werden?

Der Soziologe Norbert Herriger (2002) hat sich intensiv mit Hilflosigkeitserfahrungen und den Möglichkeiten, diese zu überwinden, auseinandergesetzt, um daraus Handlungsstrategien für berufliche Helfer abzuleiten. Er unterscheidet zwei Muster der Defizitperspektive: eine medizinische und eine sozialisationstheoretische Deutungsfolie. Die medizinische Deutungsfolie identifiziert Abweichungen vom Zustand körperlicher Unversehrtheit und Gesundheit als Pathologie des Körpers oder der Seele. Hilflosigkeitserfahrungen und Gesundheitsprobleme sind danach Ausdruck eines krankhaften Geschehens und bedürfen der Fürsorge und Behandlung durch die jeweiligen Experten auf diesem Gebiet. Die sozialisationstheoretische Deutungsfolie identifiziert eine beschädigte Identität oder ein misslungenes Lebensmanagement und Brüche in der Biografie, die durch Aufarbeiten der Vergangenheit bewältigt werden müssen (vgl. Herriger, 2002, S. 66 f.). Die Sprachmuster der Helfer haben sich in den letzten Jahren zwar gewandelt, die dahinterstehende Haltung der Akteure im Gesundheitswesen hat sich jedoch wenig geändert.

> „Neue Kategorien (z. B. das Reden von personalen und sozialen Ressourcen, Kompetenzen, Selbsthilfe-Fähigkeiten, unterstützenden Netzwerken u. v. m.) geben der fachlichen Begrifflichkeit einen neuen Anstrich. Und doch: Unter der Decke modernisierter Sprachformen ist die Defizit-Perspektive oft ungebrochen. Soziale Arbeit ist vielfach noch immer „Buchhaltung von Lebensschwächen" – eine Buchhaltung, die allein das Versagen, das Misslingen, die Lebenskapitulation registriert, während hingegen die (trotz aller Alltagsniederlagen vorhandenen, aber lebensgeschichtlich verschütteten) Fähigkeiten, Stärken, Kompetenzen des Einzelnen keinen Eintrag in dieses Bilanzbuch finden." (Herriger 2002, S. 67 f.)

Vom Klienten bzw. Patienten werden bei der Aufnahme der helfenden Beziehung die Akzeptanz der Fachlichkeit des Helfers und therapeutische Kooperation erwartet. Hier werden Begriffe wie Compliance oder – in den letzten Jahren vermehrt – Adhärenz bemüht, gemeint sind jedoch oftmals die Übernahme der „Expertenmeinung" und deren Befolgung im Alltagsleben durch den Klienten/Patienten. Die Nichteinhaltung von Therapieempfehlungen führt nicht selten zum Therapieabbruch. Die Information des Patienten wird oftmals eher zur forensischen Absicherung der Helfer durchgeführt als mit dem Anspruch, den Patienten in die Lage zu versetzen, selbstbestimmt entscheiden zu können, unter Abwägung der potenziellen Risiken und Alternativen für das eigene weitere Leben. Die Weltsicht der Betroffenen, ihre Erfahrungen und Erklärungsmuster, die Bedeutsamkeit, die sie mit bestimmten Entwicklungen und Ereignissen verbinden, ihre Bedürfnisse, Wünsche und Hoffnungen für die Zukunft sind in den seltensten Fällen Gegenstand der helfenden Interaktion. Letztlich führt gerade diese Negierung der lebensweltlichen Bezüge zu einer weiteren tiefgreifenden Hilflosigkeitserfahrung, da sie die Betroffenen zu abhängigen Empfängern von Gesundheitsleistungen macht und die Kontinuität in der eigenen Biografie verloren geht. Das Leben der Betroffenen fällt auseinander in die Teile vor und nach dem Auftreten der Erkrankung. Die Erkrankung wird mit dem Verlust von Fähigkeiten oder Möglichkeiten, Verzicht, Schwäche, Ohnmacht, Stigmatisierung und einem reduzierten Selbstwertgefühl verbunden. Eine Unterstützung von Klienten/Patienten beim Aufbau eigener Gesundheitskompetenz muss diese Defizitperspektive überwinden und Menschen in ihrem Streben nach Gesundheit begleiten, ohne sie zu bevormunden, zu instrumentalisieren oder ihre Vulnerabilität hervorzuheben.

Der Medizinsoziologe Aaron Antonovsky hat mit seinem Salutogenese-Konzept in den späten 1970er-Jahren des letzten Jahrhunderts erstmals einen entscheidenden Perspektivenwechsel vollzogen, indem er nicht danach fragte, was Menschen krank macht, um dann diese Faktoren auszuschalten bzw. zu vermeiden, sondern indem er fragte, was Menschen gesund erhält und wie diese Faktoren und Prozesse unterstützt werden können. Das von ihm beschriebene Kohärenzgefühl (SOC = sense of coherence) ist das zentrale Konzept der Salutogenese und beschreibt

> „die globale Orientierung, die ausdrückt, in welchem Ausmaß man ein durchdringendes, andauerndes und dennoch dynamisches Gefühl des Vertrauens hat, dass 1. die Stimuli, die sich im Laufe des Lebens aus der inneren und äußeren Umgebung ergeben, strukturiert, vorhersehbar und erklärbar sind; 2. einem die Ressourcen zur Verfügung stehen, um den Anforderungen, die diese Stimuli stellen, zu begegnen; und 3. diese Anforderungen Herausforderungen sind, die Anstrengung und Engagement lohnen" (Antonovsky, 1997, S. 36).

Die von Antonovsky identifizierten drei Komponenten, die auf die Ausprägung des Kohärenzgefühls einwirken – Verstehbarkeit, Handhabbarkeit und Bedeutsamkeit –, sind letztlich auch die Tätigkeitsfelder, die für empowernde pflegerische Interaktionen operationalisiert werden müssen. Antonovsky identifiziert generalisierte Widerstandsressourcen (GRR = generalized resistance resource), die dem Menschen zur Bewältigung von Herausforderungen zur Verfügung stehen. Dies sind sowohl körperliche, konstitutionelle, materielle und persönliche Ressourcen als auch interpersonale und soziokulturelle Ressourcen (Antonovsky, 1997, S. 44 f.). Die sichere Verfügbarkeit einer medizinischen oder pflegerischen Versorgung ist eine wichtige soziokulturelle Ressource. Die Patienten-Pflegenden-Beziehung kann darüber hinaus aber auch zu einer sehr starken interpersonalen Ressource werden, die sehr viel unmittelbarer auf das Kohärenzgefühl einwirkt. Auch wenn Antonovsky im Kohärenzgefühl eine sehr stabile und kaum veränderbare, in Kindheit und Jugend erworbene Grundeinstellung des Menschen sieht, konstatiert er, dass die Art der Bewältigung tiefgreifender Lebenskrisen (z. B. Krankheit, Verlust eines nahestehenden Menschen, Naturkatastrophen, Kriege) diese globale Orientierung dauerhaft verändern kann.

Die Diagnose einer schwerwiegenden Erkrankung, neue Symptome, die im Rahmen einer bestehenden chronischen Erkrankung auftreten, oder die Auseinandersetzung mit Sterben und Tod sind in dieser Hinsicht krisenhafte Ereignisse, die ein bestehendes Wertesystem sowohl in den Grundfesten erschüttern als auch nachhaltig stabilisieren können. Ob sie als unausweichliche Schicksalsschläge, denen man nicht entfliehen kann, wahrgenommen werden oder aber als Herausforderungen, denen man sich stellen muss, um das Beste daraus zu machen, hängt in besonderem Maße von der Interaktion mit den beruflich Pflegenden ab. Pflegende verfügen über ein alltagsbezogenes medizinisch-pflegerisches Fachwissen, das sie den Patienten zur Verfügung stellen können, um ein erweitertes Verständnis der eigenen Erkrankung zu entwickeln. Darüber hinaus besitzen Pflegende ein breites Repertoire an Handlungsstrategien und -techniken im Umgang mit den Folgen einer Erkrankung, die für Patienten in der alltäglichen Lebensgestaltung hilfreich sein können. Pflegende sind in der Lage, gemeinsam mit den Patienten deren aktuelle Situation zu reflektieren und erreichbare Ziele zu formulieren. Sie können Patienten in Phasen der Niedergeschlagenheit ermutigen, in ihrem Engagement nicht nachzulassen. Mit ernsthaften Gesprächen, Empathie, aber auch mit Humor und gemeinsamem Lachen vermitteln sie dem Gegenüber: Du bist mir wichtig. Sie begegnen den Patienten in besonderen Situationen, in denen diese sich neu orientieren und Entscheidungen für die Zukunft treffen müssen. Das Setting, in dem diese Gespräche stattfinden, ist einzigartig in der Verknüpfung von Dialog und Alltagshandlungen. Pflegende führen Gespräche parallel zu pflegerischen Verrichtungen, integriert in die Tätigkeiten des normalen Tagesablaufes (vgl. Abt-Zegelin, 2009). Gerade diese Verbindung zwischen Kommunikation und Aktion erleichtert es den Patienten, neues Wissen, das sie in diesen Gesprächen angeboten bekommen, zu kontextualisieren, d. h. einen Zusammenhang zwischen deklariertem und prozessualem Wissen herzustellen. Erst diese Vernetzung führt bei den Betroffenen zu neuen

Erkenntnissen und Erfahrungen und macht diese damit für das eigene Handeln auch verfügbar. In dieser Hinsicht ist das Setting, in dem informierende oder beratende Anteile der Pflegearbeit stattfinden, einzigartig. Es ist eben nicht die klassische Beraterumgebung, in der sich zwei Gesprächspartner gegenübersitzen, sondern es zeichnet sich durch gemeinsames, lösungsorientiertes Handeln aus. Trotzdem ist nicht jede Pflegehandlung, die durch Erläuterungen begleitet wird, eine Unterstützung des Patienten in seinem Bestreben, ein höheres Maß an Selbstbestimmung und Kompetenz zu entwickeln. Entscheidend scheint mir die Haltung zu sein, mit der Pflegende mit den Patienten interagieren.

Basis einer den Empowerment-Prozess der Patienten unterstützenden pflegerischen Haltung ist die grundsätzliche Annahme, dass Gesundheit kein Zustand ist, der sich an objektivierbaren Kriterien ablesen lässt, sondern vielmehr ein sich während der Interaktion mit der Umwelt einstellendes Wohlbefinden, das sich an den subjektiven, individuellen Bedürfnissen, Wünschen und Lebenszielen des einzelnen Menschen orientiert. Letztlich ist nur der Betroffene selbst in der Lage, das Ausmaß seines Gesundheitsempfindens zu beurteilen. Erfahrbar wird diese Gesundheit für die Betroffenen ausschließlich im alltäglichen Leben: durch körperliches Wohlbefinden, in funktionierenden, genussvollen und als sinnvoll empfundenen Aktivitäten, durch die Möglichkeit, soziale Rollen dem eigenen Anspruch entsprechend ausfüllen zu können, in einem gedeihlichen Lebensrhythmus, in dem Phasen von Aktivität und Ruhe einander wohltuend abwechseln, durch freudige und humorvolle Begegnungen mit anderen Menschen, durch hohe Eigenmotivation und in hoffnungsvollen Gedanken zur eigenen Zukunft. Diese positive Wahrnehmung der eigenen Mensch-Umwelt-Passung basiert immer auf den Kompetenzen und Stärken der Menschen. Um diese Fähigkeiten reflektiert zu unterstützen, bedarf es einer Orientierung an den Stärken des Gegenübers und einer wertschätzenden Haltung in der Interaktion.

Nach Herriger (mit Bezug auf Weik) sind drei Grundannahmen unerlässlich, um die soziale Arbeit auf einer wertschätzenden Stärkenperspektive aufzubauen:

1. Jede Person besitzt eine innere Kraft, die als Lebensenergie, Selbstheilungskraft oder auch Resilienz bezeichnet wird. Diese Kraft kann aktiviert und gefördert werden.
2. Die eigenen Erfahrungen jeder Person sind eine wertvolle Wissensquelle. Gleichberechtigte Interaktionen zwischen Helfern und Klienten/Patienten sind nur möglich, wenn dieses subjektive Erfahrungswissen und das Fachwissen der professionellen Helfer im Dialog wertfrei ausgetauscht werden.

3. Veränderung ist immer möglich. Wenn man ihre Kompetenzen unterstützt, werden Menschen zur Bewältigung ihrer Probleme auf vorhandene Stärken zurückgreifen und Entscheidungen treffen, die ihrem Wohlbefinden dienen (vgl. Herriger, 2002, S. 71).

Eine pflegerische Stärkenperspektive orientiert sich an den Selbstwirksamkeitserfahrungen und Fähigkeiten der Betroffenen, ist lösungsorientiert und fokussiert einen gelingenden Alltag. Sie unterstützt das Kohärenzgefühl der Betroffenen, indem sie die Folgen einer Erkrankung verstehbar sowie den alltäglichen Umgang mit ihr beherrschbar macht und die Eigenmotivation der Betroffenen unterstützt. Ein stark ausgeprägtes Kohärenzgefühl ist letztlich wahrscheinlich der Ausdruck einer empowerten Persönlichkeit, die darauf vertraut, dass sie über die geeigneten Mittel und Fähigkeiten verfügt, um zukünftige Entwicklungen entweder positiv beeinflussen zu können oder aber unabwendbare Entwicklungen reflektiert und gelassen hinzunehmen, ohne an ihnen zu verzweifeln. Dabei ist es für den Betroffenen nicht entscheidend, alle Handlungen selbst und eigenständig durchzuführen, sondern einen gesicherten Einfluss auf ihren Vollzug nehmen zu können. Die pflegerischen Unterstützungsleistungen sowohl im Hinblick auf die körperbezogenen Interventionen als auch auf die informierenden oder beratenden Anteile der Pflegearbeit müssen in der Wahrnehmung der Patienten eine verlässlich zur Verfügung stehende Ressourcen sein, die sie bei Bedarf in Anspruch nehmen können. Dies hat Auswirkungen auf das professionelle Selbstverständnis der Pflegenden. Empowernd sind nicht die pflegerischen Fachexperten, die auf der Basis ihres vorzugsweise evidenzbasierten Wissens detaillierte Pflegepläne für Patienten erstellen und diese zielgerichtet und standardisiert umsetzen, sondern die zugewandten und interessierten Begleiter der Patienten, die sie darin unterstützen, ihren eigenen Weg im Umgang mit der Erkrankung zu finden. Sowohl das evidenzbasierte als auch das in der Berufspraxis erworbene Erfahrungswissen der Pflegenden sind dabei unverzichtbare Bestandteile des Repertoires, aus dem sich die Pflegenden bei ihrer Kernaufgabe – der reflektierten, bedürfnisorientierten Interaktion mit dem Patienten – bedienen können. Nur um nicht missverstanden zu werden: Natürlich brauchen wir dringend Pflegeforschung und mehr evidenzbasiertes Wissen in der Pflege, aber nicht, um die Umsetzung dieser Erkenntnisse zum Selbstzweck der Profession zu machen, sondern um in der individuellen Begleitung der einzelnen Menschen ein besseres und breiteres Handwerkszeug zur Verfügung zu haben. Pflegende, die sich diesem empowernden beruflichen Selbstverständnis verpflichtet fühlen, werden kein Problem haben, die im folgenden Absatz aufgelisteten sechs Bausteine eines Modells der Menschenstärken, die Herriger für die soziale Arbeit benennt, nachzuvollziehen und in ihr eigenes Berufsfeld zu transformieren:

1. das Vertrauen in die Fähigkeit jedes Einzelnen zu Selbstgestaltung und gelingendem Lebensmanagement;
2. die Akzeptanz von Eigen-Sinn und der Respekt auch vor unkonventionellen Lebensentwürfen der Klienten psychosozialer Arbeit;
3. das Respektieren der „eigenen Wege" und der „eigenen Zeit" des Klienten sowie der Verzicht auf strukturierte Hilfepläne und eng gefasste Zeithorizonte;
4. der Verzicht auf entmündigende Expertenurteile über die Definition von Lebensproblemen, Problemlösungen und wünschenswerten Lebenszukünften;
5. die Orientierung an der Lebenszukunft des Klienten;
6. die Orientierung an einer „Rechte-Perspektive" und ein parteiliches Eintreten für Selbstbestimmung und soziale Gerechtigkeit (Herriger 2002, S. 72 ff.).

Jeder dieser Bausteine ist nur im Dialog mit dem Patienten zu verifizieren und in konkrete Handlungen überführbar. Es ist dieser Dialog, in dem das Expertenwissen der Pflegenden mit dem Erfahrungswissen der Betroffenen ausgetauscht wird, um dann in eine individuelle Handlungsstrategie einzumünden und im weiteren Verlauf gemeinsam bewertet zu werden. Pflegende, die diesen Dialog offen führen, neugierig sind, zu erfahren, wie Patienten mit bisher aufgetretenen Problemen umgegangen sind, welche vielleicht auch sehr ungewöhnlichen Strategien sie erdacht haben, um ein Ziel zu erreichen, werden feststellen, dass sich mit jedem dieser Gespräche ihr eigenes Repertoire möglicher Unterstützungsleistungen vergrößert. Sie werden in engen Kontakt treten mit außergewöhnlichen Menschen, ungewöhnlichen Lebensentwürfen, spannenden Lebenszielen und kreativen Lösungsstrategien. Es gibt auf dem Gebiet des Alltagslebens der Betroffenen noch so vieles zu entdecken und daraus abgeleitet so viele Fragestellungen, die evaluiert werden wollen. Und nicht zuletzt ist es vielleicht gerade diese intensive und reflektierte Teilhabe am Leben anderer Menschen sowie die Vielzahl an Begegnungen, die im Sinne von Martin Buber Ich-Du-Beziehungen und damit wahrhaftige Gespräche sind, die den Pflegeberuf attraktiv machen. Oder mit anderen Worten: Es ist die Nähe zu einem Phänomen, das der Philosoph Gadamer wie folgt beschreibt: „Es ist die Wahrheit, die sich in der Krankheit und der Gefährdung des Lebens und des Wohlseins verbergen will. In Wahrheit enthüllt sich, was für ein unerschütterlicher Lebenswille und was für eine nicht zu brechende Lebens- und Hoffnungskraft in jedem Menschen als natürliche Mitgift leben." (Gadamer, 1993, S. 118 f.)

Literatur

Abt-Zegelin, A.(2009): Außergewöhnliche Kommunikation – Gespräche sind Pflegehandlungen! Die Schwester/Der Pfleger, 48/4, S. 322–325

Antonovsky, A. (1997): Salutogenese – Zur Entmystifizierung der Gesundheit. Tübingen: DGVT

Freire, P. (1973): Pädagogik der Unterdrückten. Bildung als Praxis der Freiheit. Hamburg: Reinbek

Freire, P. (2013); Pädagogik der Autonomie. Notwendiges Wissen für die Bildungspraxis. 2. Auflage. Münster: Waxmann

Gadamer, H.-G. (1993): Über die Verborgenheit der Gesundheit. Aufsätze und Vorträge. Frankfurt am Main: Suhrkamp

Herriger, N. (2002): Empowerment in der sozialen Arbeit: Eine Einführung. Stuttgart: Kohlhammer

WHO (1986): Ottawa-Charta zur Gesundheitsförderung. http://www.euro.who.int/__data/assets/pdf_file/0006/129534/Ottawa_Charter_G.pdf (23.12.2015)

Möglichkeiten der Umsetzung von Patienten- und Angehörigenedukation

Pflegeberatung im Kontext der Pflegediagnostik

Petra Kozisnik

Möglicherweise klingt der Titel dieses Buchbeitrages etwas weit hergeholt und Sie stellen sich die Frage, welchen Zusammenhang diese beiden Thematiken haben!? Ziel dieses Beitrages ist es zu veranschaulichen, dass diese Begrifflichkeiten deutlich mehr gemeinsam haben als das Wort *Pflege*, welches den Kontext bestimmt, in dem Beratung und Diagnostik stattfinden. Beide sind Teil pflegewissenschaftlicher Auseinandersetzungen, der Ausbildung zur professionellen Pflegeperson und der täglichen Praxis, und doch sind sie oftmals unsichtbar. Diagnostik und Beratung stellen keine Attribute dar, die die Gesellschaft unmittelbar mit Gesundheits- und Krankenpflege verbindet. Pflege wird in der Öffentlichkeit als weibliche Profession angesehen, deren Aufgabe die Unterstützung der medizinischen Profession ist und die somit in der klinischen Entscheidungsfindung eine untergeordnete Rolle einnimmt und Handlungen auf Basis der Delegation anderer Berufsgruppen ausführt (Hoeve/Jansen/Roodbol, 2014, S. 10). Dies zeigt sich auch im Selbstbild der Profession, deren Angehörige insbesondere im klinischen Setting ihre Rolle in der medizinischen Assistenz sehen (Heartfield, 1996, S. 101; Hoeve/Jansen/Roodbol, 2014, S. 10; Lawler, 2006, S. 31 ff.).

Pflegeberatung wird in der Praxis oft als Handlung nebenbei durchgeführt und nicht bewusst geplant bzw. die Beratung wird intuitiv durchgeführt. Sie kommt oftmals spontan zustande, und der Beratungsbedarf erschließt sich ebenfalls spontan und nebenbei (Müller-Mundt et al., 2000, S. 49). Dadurch wird die Pflegeberatung nicht als bewusste und zielorientierte Handlung bzw. Prozess wahrgenommen – weder von den betroffenen Menschen noch von den Pflegenden selbst. Befunde aus wissenschaftlichen Untersuchungen zur Einschätzung des Selbstbildes von Pflegenden zeigen, dass Beratung und Diagnostik von ihnen im klinischen Bereich nicht als immanenter Bestandteil des Berufsbildes angesehen wird (Heartfield, 1996; Lawler, 2006; Hoeve/Jansen/Roodbol, 2014). Die Rolle der Pflegepersonen als DiagnostikerInnen und BeraterInnen wird jedoch sowohl von PflegewissenschaftlerInnen wie z. B. Benner (2012) oder Henderson (2006, S. 22 f.) als auch von der Weltgesundheitsorganisation als hoch bedeutend für die öffentliche Gesundheitsversorgung beschrieben (Salvage, 1993).

Zahlreiche weitere Untersuchungen weisen die Bedeutung der Patientenedukation durch die Pflege als hoch bedeutend aus und fordern eine vermehrte Berücksichtigung sowohl in der Ausbildung (Müller-Mundt et al., 2000, S. 49 f.; Dubrosky, 2013) als auch in der Gestaltung der klinischen Praxis. Pflegediagnosen stellen den Wissenskörper der Profession dar und zeigen das Aufgabenfeld der Gesundheits- und Krankenpflege auf, innerhalb derer Beratung ein elementarer Bestandteil ist (Gordon, 2001; Müller-Staub, 2001; Müller-Staub, 2014). Pflegeberatung im Kontext der Pflegediagnostik hat eine Schlüsselfunktion für das Sichtbarmachen der Profession, des ihr zugrundeliegenden gesellschaftlichen Auftrages, für das Gesundheitssystem und die Politik.

Aufgaben der Gesundheits- und Krankenpflege

Wie die Weltgesundheitsorganisation (1993) beschreibt, ist die Gesundheits- und Krankenpflege für die Förderung bzw. Erhaltung der Gesundheit verantwortlich, ebenso für die Prävention von Krankheit und die Versorgung kranker Menschen. Dies gilt sowohl für Individuen als auch für Familien, Gruppen und soziale Gemeinschaften in allen Lebenslagen und Settings (Salvage, 1993). Der Auftrag, die Verantwortung und das Aufgabengebiet der Berufsgruppe sind groß, weit und äußerst komplex. Die Pflegetheoretikerin Virginia Henderson (auf die die Definition der WHO von Gesundheits- und Krankenpflege zurückgeht) betont in ihrem Beitrag zum „Wesen der Pflege" ebenfalls die Weite und Schwierigkeit der pflegerischen Aufgabe und stellt sie sehr bildlich dar, indem sie aufzeigt, wie schwierig es für den Einzelnen ist, das Ziel der Gesundheit zu erreichen, und wie ungemein schwierig es auch für die Pflege ist, andere bei der Erreichung dieses Zieles zu unterstützen. Henderson sagt auch, dass es, um Menschen bei der Erreichung dieses hohen Zieles zu unterstützen, eines „Sich-Hineinversetzens" in den Betreffenden bedürfe, um herauszufinden, was für ihn erforderlich ist. Damit dies gelingen kann, muss die professionelle Pflegeperson „für den Bewusstlosen das Bewusstsein, für den Selbstmordgefährdeten die Liebe zum Leben, für den Amputierten das Bein, für den gerade Erblindeten seine Augen, für das Kleinkind das Fortbewegungsmittel, für die junge Mutter Wissen und Zuversicht, für diejenigen, die zu schwach oder zu kontaktarm sind, um sich mitzuteilen, das Sprachrohr usw." sein (Henderson, zit. nach Schaeffer, 2008, S. 42 ff.) sein. Krankheit wird körperlich empfunden, jedoch, wie Benner (2012) beschreibt, seelisch erlitten und von jedem Menschen anders, d. h. individuell erlebt. Krankheitserleben, Krankheitserfahrung und existenzielle Erfahrungen wie z. B. Einsamkeit,

Angst oder Haltlosigkeit sind immer einzigartig und persönlich geprägt. Die Erfassung des inneren Zustands eines Menschen sowie der existenziellen Verletzlichkeit und Schutzbedürftigkeit kranker Menschen bedarf eines phänomenologischen Zugangs. Die Beschreibung von Benner verdeutlicht den Unterschied hinsichtlich der Aufgaben und Zugänge der Professionen Medizin und Pflege. Um das individuelle Erleben der bzw. des Einzelnen zu erschließen, bedarf es einer phänomenologischen Herangehensweise, welche nach Benner (2012, S. 27) nachfolgende Attribute umfasst:

- eine Nähe zum Menschen, zu den Dingen und zu der Sache;
- Offenheit und einen möglichst vorurteilsfreien Zugang zu den Menschen und Dingen;
- maximales Einlassen auf das Gesehene und Gehörte;
- Reflexion der Einstellung zum Menschen, damit sich dieser in seiner Einzigartigkeit und Eigentümlichkeit zeigen kann.

Durch die Phänomenologie rücken die Pflegenden in eine maximale Nähe zum Menschen, sodass tiefgreifendes Verstehen ermöglicht wird (Benner, 2012, S. 27 ff.).

Pflegediagnose als Rahmen der Edukation und Beratung

Die verstehende Pflegediagnostik ist Ansatz und Methode, um die subjektiven Erlebnisse und Erfahrungen von Menschen mit objektiven Merkmalen und Symptomen zu verschränken und als gesamtes Phänomen zu erfassen. Es ist dies „ein Zugang zu einer Pflegesituation, in der die Probleme nicht allein aus der objektivierenden Sicht der professionell oder privat Helfenden, sondern auch aus der der betreffenden Person definiert werden" (Bartholomeyczik et al., 2006, S. 61). Soll es den Pflegepersonen gelingen, den individuellen Beratungsbedarf einer Person bzw. den individuellen Unterstützungsbedarf zu erschließen, ist es wohl unmöglich, auf den phänomenologischen Ansatz zu verzichten. Pflegediagnostik bietet hier Rahmen und Methodik, um das Feld der Edukation und Beratung zu benennen bzw. das Einsatzgebiet zu bestimmen.

Die Diagnose gibt dem pflegerischen Bereich, in dem Edukation und Beratung durchgeführt werden, zunächst einen Namen. Die Pflegediagnose ist das Ergebnis des diagnostischen Prozesses[1] (Gordon, 2001, S. 48 ff.) und

---

1 Der diagnostische Prozess umfasst vier Aktivitäten: Informationen systematisch sammeln (1), interpretieren (2), verdichten (3) und der Essenz der Datenlage eine Bezeichnung (Diagnosetitel) zuweisen (4).

wird definiert als „eine klinische Beurteilung der Reaktion eines Individuums, einer Familie oder einer Gemeinde/Gemeinschaft auf aktuelle oder potenzielle Gesundheitsprobleme/Lebensprozesse. Pflegediagnosen bilden die Grundlage, um Interventionen auszuwählen und Pflegeergebnisse zu erreichen, für welche die Pflegenden verantwortlich sind“ (NANDA-International, 2005). Der Zweck des Diagnostizierens liegt somit in der Identifizierung und Beschreibung des aktuellen Gesundheitszustandes. Dies erfordert unterschiedliche Typen von Pflegediagnosen, die aktuelle Pflegediagnosen, Risikopflegediagnosen und Gesundheitsförderungsdiagnosen umfassen. Die Verknüpfung der Pflegediagnosen mit pflegesensitiven Patientenoutcomes (Ergebnissen) und Pflegeinterventionen, die auf aktuellem Wissen beruhen, ermöglichen eine nachvollziehbare und sichtbare Pflege. Die Anwendung einer standardisierten Fachsprache durch Klassifikationssysteme ermöglicht die Messung von Outcomes. Die Verknüpfung von NANDA-I-Pflegediagnosen mit NIC[2] und NOC leisten einen wesentlichen Beitrag zur evidenzbasierten Pflege (Müller-Staub et al., 2014, S. 24).

Beratung und Edukation im Rahmen einer aktuellen Pflegediagnose

Die aktuelle Pflegediagnose bezeichnet den Zustand eines aktuellen Gesundheitsproblems. Sie bezieht sich auf ein auftretendes gesundheitsbeeinträchtigendes Phänomen, das es zu lindern/zu lösen gilt, bzw. sollen die Betroffenen dazu befähigt werden damit umzugehen.

Ein aktuelles Gesundheitsproblem ist durch begleitende Zeichen und Symptome gekennzeichnet (Wilkinson, 2013, S. 182). Beratung und Edukation nehmen im Rahmen eines aktuellen Pflegeproblems eine bedeutende Rolle in der Behandlung der zugrundeliegenden Ursachen und Symptome ein. Patientinnen und Patienten hinsichtlich ihrer Gesundheit und ihres Behandlungsplans anzuleiten und sie zu motivieren, sich an ihrer eigenen Pflege zu beteiligen, ist nach Alfaro-LeFevre (2013) der Schlüssel zur Befähigung, selbst der beste Fürsprecher und die beste Betreuungsperson zu werden. Anleitung, Schulung und Beratung als Intervention im Kontext der aktuellen Pflegediagnose erhöhen das Wissen einer Person über ein bestimmtes Problem und fördern ihre Problemlösungsfähigkeiten. So kann

2 Die Nursing Intervention Classification (NIC) benennt und ordnet pflegerische Behandlungen bzw. Interventionen nach dem Prinzip der Kohärenz. Sie liefert lexikalische Elemente für Pflegetheorien mittlerer Reichweite und trägt damit zur Verknüpfung von Diagnosen, Interventionen und Ergebnissen bei (Bulechek et al., 2015, S. 73 f.).

ein geplantes Anziehtraining Menschen mit einem Selbstversorgungsdefizit im Bereich des Kleidens helfen, das Defizit zu verringern bzw. es evtl. zu beheben.

Die Planung und Durchführung eines gezielten Trainings oder einer Schulung erfordert große Fertigkeiten von den Pflegepersonen. Die Intervention kann sich direkt auf die Patientin/den Patienten oder indirekt auf die Bezugspersonen bzw. Angehörigen beziehen. Welche Interventionen wann und wie durchgeführt werden, hängt von Art der Diagnose und den angestrebten Zielen ab, welche gemeinsam mit der Patientin/dem Patienten oder seinen Angehörigen beschlossen werden. Patientenorientierte Ziele können anhand standardisierter Outcome-Klassifikationen wie z. B. der Nursing-Outcome-Classification (NOC) festgelegt werden. Die Outcomes der NOC sind literaturbasiert und mit den Pflegediagnosen von NANDA-International verknüpft (Moorhead et al., 2013). Die in der NOC beschriebenen Ergebnisse sind pflegesensitiv und stellen messbare Patientenzustände dar. Dadurch kann die Wirksamkeit einer Intervention am Patienten aufgezeigt werden. Professionelle Pflegepersonen sind für die Zielsetzung und deren Erreichung verantwortlich und planen unter diesen Voraussetzungen entsprechende Pflegeinterventionen, die dem aktuellen Wissen sowie den Standards und Richtlinien entsprechen (Müller-Staub et al., 2014, S. 14 f.). Unter Fokussierung der Beratung und Edukation bedeutet dies, dass Pflegepersonen sowohl aktuelles Fachwissen als auch die nötigen Kompetenzen zur individuellen Gestaltung von Schulungen, Anleitungen und Beratungen benötigen. Der Einsatz von Beratung und Edukation als geplante Interventionen zur Behandlung einer aktuellen Pflegediagnose ermöglicht es, die Wirkung nachzuweisen, bzw. kann in Analysen aufgezeigt werden, wie häufig sie zur Behandlung bestimmter Phänomene (Pflegediagnosen) herangezogen werden. Dies macht Beratung und Edukation in der Gesundheits- und Krankenpflege sichtbar.

Beratung und Edukation im Rahmen einer Risikopflegediagnose

Eine Risikopflegediagnose wird bei vorliegenden Risikofaktoren gestellt, die einen Menschen anfällig für ein Problem machen. Die professionellen Pflegepersonen verhindern somit die Entstehung eines Problems wie z. B. Sturz oder Dekubitus, indem sie das Risiko rechtzeitig erkennen und die Risikofaktoren vorab minimieren (Wilkinson, 2013, S. 183). NANDA-International formuliert Risikopflegediagnosen als menschliche Reaktionen auf Gesundheits- bzw. Lebensprozesse, die sich bei einem empfänglichen, vulnerablen Individuum oder einer entsprechenden Familie bzw. Gemeinde entwickeln können (NANDA-International, 2013, S. 96). Die professionelle Pflegeperson ist dafür verantwortlich, das Risiko potenzieller Pflegeprobleme und Komplikationen zu bestimmen und die Menschen, Familien und Gruppen davor zu schützen (NANDA-International, 2013, S. 96).

Wilkinson (2013) und Carpenito-Moyet (2014) machen auf die Bedeutung der Abgrenzung zwischen Risikopflegediagnosen und interdisziplinären Problemen, die mit potenziellen Komplikationen einhergehen können, aufmerksam. Hier sei ein Beispiel angeführt, um den Unterschied zu verdeutlichen: Erhält eine Patientin eine Vollnarkose, birgt dies die Gefahr einer Atemstörung. Stellt die Vollnarkose den einzigen Risikofaktor dar, so genügt eine postoperative Behandlung durch Drehen, Auffordern zum Abhusten und zum tiefen Einatmen. Kommen jedoch weitere Risikofaktoren hinzu, wie z. B. dass die Patientin Raucherin und regelmäßig Staub und Feinpartikeln ausgesetzt ist, so erhöht sich das Risiko und die Patientin ist stärker gefährdet als die Allgemeinpopulation. Daher sollte eine Risikopflegediagnose gestellt werden, die sämtliche Risikofaktoren berücksichtigt (Carpenito-Moyet, 2014, S. 83; Wilkinson, 2013, S. 183) – in diesem Fall die „Gefahr einer beeinträchtigten Spontanatmung“ nach NANDA-International (2012).

Die Pflegdiagnosen-Klassifikation von NANDA-International berücksichtigt eine eigene Domäne für Sicherheit und Schutz. Weitere Risikodiagnosen finden sich auch in den einzelnen Domänen der Klassifikation wieder. So wurde das Risiko der „Gefahr einer Rollenüberlastung“ pflegender Angehöriger nicht in die Domäne „Sicherheit und Schutz“ aufgenommen, sondern in die der „Rollenbeziehungen“ (NANDA-International, 2013).

Präventionsprogramme, Schulungen und Mikroschulungen sowie Wissensvermittlung stellen Interventionen zur Minimierung bzw. Ausschaltung von Risikofaktoren dar und können direkt an die betroffenen Menschen oder an die Bezugspersonen und Angehörigen ergehen. Selbstmanagementprogramme dienen der Ermächtigung, mit Krankheit und Krankheitssymptomen umzugehen, diese zu managen und Komplikationen zu verhindern bzw. frühzeitig zu erkennen. Dies folgt dem präventiven Gesundheitsgedanken, der in der Definition von Pflege ausgedrückt wird und den die WHO als zentrale Aufgabe der Pflege ansieht (International Council of Nursing, 2010; Salvage, 1993).

Die hohe Bedeutung des präventiven Ansatzes wird durch eine Vielzahl von pflegewissenschaftlichen Untersuchungen zur Entwicklung von Edukations-, Selbstmanagement- und Schulungsprogrammen unterstrichen (Klug-Redman, 2009; Müller-Mundt et al., 2000). Auch bei Risikopflegediagnosen kann – wie bei der Behandlung von aktuellen Pflegeproblemen – die Wirksamkeit der pflegerischen Beratung und Patientenedukation aufgezeigt werden, wobei der Schwerpunkt der Beratung und Patientenedukation im Rahmen der Risikopflegediagnosen, wie bereits oben angeführt, auf der Prävention von Problemen und deren Komplikationen liegt.

Durch den zielorientierten Einsatz von Patientenedukation und Beratung kann die Wirksamkeit von Programmen aufgezeigt und deren Einsatz forciert werden. Edukationsprogramme wurden in großer Zahl in die NIC aufgenommen und durch ihre Aktivitäten beschrieben. In der NOC stellen Outcomes zur Risikokontrolle und Sicherheit ebenfalls eine eigene Klasse dar (Moorhead et al., 2013). Der Wissenskörper über die Risikopotenziale in der Pflege und deren Verhinderung durch Patientenedukation und Beratung ist groß und könnte durch die Verknüpfung von Diagnose, Outcome (Ergebnis) und Intervention gut sichtbar gemacht werden, um damit den gesellschaftlichen Auftrag zur Prävention als pflegerischen Auftrag zu verdeutlichen.

Beratung und Edukation im Rahmen der Gesundheitsförderungsdiagnosen

Gesundheitsförderungsdiagnosen kommen dem Auftrag nach, die Gesundheit von Individuen, Familien, Gemeinden und Gruppen zu fördern. Sie bestimmen den Bereich, in dem die Gesundheit gefördert wird. So zeigt z. B. die Diagnose „Bereitschaft für eine verbesserte Selbstfürsorge" nach NANDA-International (2013) den Bereich der Selbstfürsorge als gesundheitsfördernden Bereich an. Die Einflussfaktoren auf die Gesundheit basieren auf den Stärken und Potenzialen, die einer systematischen Datensammlung entspringen (Wilkinson, 2013, S. 182). Gesundheitsförderungsdiagnosen beschreiben „menschliche Reaktionen auf Grade des Wohlbefindens bei einem Individuum, einer Familie oder einer Gemeinde, die bereit ist, das Wohlbefinden zu verbessern oder zu steigern" (NANDA-International, 2012, S. 96). Basieren die aktuellen Pflegediagnosen und die Risikopflegediagnosen auf den theoretischen Ansätzen der Pathogenese, so orientiert sich die Gesundheitsförderungsdiagnose an den theoretischen Grundlagen der Salutogenese. Gesundheitsförderungsdiagnosen können in jedem Gesundheitszustand geplant werden, in dem die Bereitschaft zu einer Verbesserung der Gesundheit besteht. Die Interventionen, die zur Erreichung eines verbesserten Gesundheitszustandes beitragen, werden gemeinsam mit den betroffenen Menschen, mit der Familie, der Gruppe oder der Gemeinde geplant, um die gewünschten Outcomes zu erzielen. Interventionen, die zur

Verbesserung des Gesundheitsstatus beitragen, entspringen den Bereichen der Beratung und Patientenedukation und streben Outcomes im Bereich Wissen über Gesundheit und Verhalten an, darunter Gesundheitsverhalten, Gesundheitsüberzeugungen und Gesundheitswissen.

Weitere Outcomes der Gesundheitsförderungsdiagnosen entspringen den Bereichen der wahrgenommenen Gesundheit und der Familiengesundheit sowie der Situation der Gesundheitsversorgung in der Gemeinde mit den jeweiligen Unterklassen (Moorhead et al., 2013). Es ist die pflegerische Verantwortung, gesundheitsfördernde Potenziale zu identifizieren und dem Individuum und der Gesellschaft zu einem höheren Niveau an Gesundheit zu verhelfen. Pflegediagnosen aus der Klassifikation NANDA-I beschreiben jene Bereiche, in denen Pflegepersonen international bereits gesundheitsfördernde Beratung durchführen. Im Kontext der Gesundheitsförderungsdiagnose entspricht der Diagnosetitel dem gesundheitsfördernden Bereich, in dem Beratung stattfindet.

Gesundheitsförderung wird in der aktuellen klinischen Praxis jedoch kaum wahrgenommen, und es fehlt auch an den Rahmenbedingungen, um sie überhaupt durchführen zu können – herrscht, wie eingangs vermerkt, doch innerklinisch eine Fokussierung auf medizinische Belange vor. Außerhalb der Kliniken fehlen der Pflege oftmals die Strukturen, um eine gesundheitsfördernde Beratung durchführen zu können. Wie Müller-Mundt et al. (2000) anmerken, ist es jedoch auch erforderlich, die Beratung und Patientenedukation insbesondere im Bereich der Ausbildung zur Gesundheits- und Krankenpflege zu forcieren und zu intensivieren. Die aktuellen Curricula orientieren sich sehr stark an der Pathogenese und dem daraus entspringenden Risikofaktorenmodell.

Schlussfolgerung

Der diagnostische Prozess mit der Nutzung einer standardisierten Fachsprache durch Klassifikationssysteme wie NANDA/NIC/NOC ermöglicht eine sichtbare Pflege, in der Beratung als zentrales Element der Gesundheits- und Krankenpflege insbesondere als Intervention bzw. Behandlungsstrategie verankert ist, wie durch die hohe Präsenz von Beratung und Patientenedukation in der NIC untermauert wird (Bulechek et al., 2015, S. 73 f.).

Die in die NIC aufgenommenen Interventionen wurden induktiv entwickelt und spiegeln die klinische Forschung sowie die bestehende Praxis wider. In der aktuellen deutschen Version der NIC sind 554 Pflegeinterventionen beinhaltet, die Aktivitäten zur Ausführung inkludieren. Die Interventionen wurden in 30 Klassen und 7 Domänen/Bereiche unterteilt, die sich wie folgt gliedern: Physiologie grundlegend, Physiologie komplex, Verhalten, Sicherheit, Familie, Gesundheitssystem und Gemeinde. Die Domänen subsummieren wiederum die jeweiligen zugeordneten Klassen. Der hohen Bedeutung in der pflegerischen Intervention entsprechend sind Edukation und Beratung sowohl als eigene Klassen in die Domäne 3 (Verhalten) der NIC als auch auf Interventionsebene zu den spezifischen Klassen aufgenommen. Die Edukation auf der Ebene der Intervention wird hinsichtlich der Zielgruppe differenziert in Edukation von Einzelpersonen oder von Gruppen. Die Edukation von Einzelpersonen wird als „Planung, Durchführung und Evaluation eines Schulungsprogramms" definiert, das für einen „Patienten mit spezifischen Bedürfnissen konzipiert wird" (Bulechek et al., 2015, S. 295). Die Edukation von Gruppen bezieht sich auf „Gruppen von Individuen mit demselben Gesundheitszustand" (Bulechek et al., 2015 S. 296). Verschiedene Edukationsprogramme für Einzelpersonen und Gruppen werden in der Klasse „Edukation" beschrieben, wie z. B. die Edukation zur Kleinkindernährung in Abstimmung zur monatlichen Entwicklung der Verdauung oder die Edukation zu „Safer Sex". Patientenedukationsprogramme für verordnete Diäten, Bewegung oder Medikation werden ebenfalls beschrieben.

Beratung wird aber auch in die Domäne Verhalten (3) eingereiht und als „Einsetzen eines interaktiven Hilfsprozesses mit Schwerpunkt auf den Bedürfnissen oder Gefühlen des Patienten und seiner Bezugspersonen, um das Coping, Problemlösen und zwischenmenschliche Beziehungen zu verbessern" (Bulechek et al., 2015, S. 214) definiert. Die unter den Klassen angeführten Pflegeaktivitäten umfassen den Beratungs- und Beziehungsprozess sowie die grundlegenden Elemente der theoretischen Beratungsansätze. Die Intervention Schulung findet sich nicht in einer eigenen Klasse wieder, sondern wird spezifisch in den jeweiligen Domänen und Klassen der NIC aufgegriffen. Hier sei exemplarisch die Schulung zur Fußpflege angeführt. Diese findet sich in Domäne 1, „Grundlegende Physiologie" und unter Klasse F, „Unterstützung der Selbstversorgung". Diese Schulung umfasst das „Vorbereiten eines gefährdeten Patienten und/oder einer Bezugsperson, präventive Fußpflege zu leisten" (Bulechek et al., 2015, S. 421).

Durch die Pflegediagnostik bekommen Beratung und Patientenedukation einen Rahmen, der für gesundheits- und berufspolitische Argumentationen und Diskussionen genutzt werden kann. Die Pflegediagnose benennt das Feld, in dem pflegerische Beratung und Patientenedukation stattfinden, und fördert die zielorientierte Pflege, damit diese ihrem gesellschaftlichen Auftrag nachkommen kann. Die Thematiken Pflegediagnostik und Pflegeberatung haben somit mehr gemein als nur das Wort „Pflege".

Literatur

Bartholomeyczik, S. (2006). Pflegediagnostik, Assessment und Klassifikationen: Funktionen und Grenzen. PrInternet, 09, S. 453–458

Benner, P. (2012). Stufen zur Pflegekompetenz. Bern: Hans Huber

Benner, P. (2004). Designing formal classification systems to better articulate knowledge, skills, and meanings in nursing practice. American Journal of Critical Care, 13 (5), S. 426–430

Clark, J./Lang, N. (1992). Nursing's next advance: An international classification for nursing practice. International Nursing Review, 39 (4), S. 109–112

Dubrosky, R. (2013). Iris Young's five faces of oppression applied to nursing. Nursing forum, 48 (3)

Gordon, M. (2001). Pflegediagnosen: Theoretische Grundlagen. München: Urban & Fischer

Hasseler, M./Meyer, M. (2010). Prävention und Gesundheitsförderung – neue Aufgaben für die Pflege: Grundlagen und Beispiele. Hannover: Schlütersche

Heartfield, M. (1996). Nursing documentation and nursing practice: a discourse analysis. Journal of Advanced Nursing, 24 (1), S. 98–103

Henderson, V. (2006). The concept of nursing. Journal of Advanced Nursing, 53 (1), S. 21–31

Hoeveten, Y./Jansen, G./Roodbol, P. (2014). The nursing profession: public image, self-concept and professional identity. A discussion paper. Journal of advanced nursing, 70 (2), S. 295–309

International Council of Nursing (2010). Definition of Nursing. http://www.icn.ch/about-icn/icn-definition-of-nursing/ (22.01.2016)

Moorhead, S./Johnson, M./Maas, M./Swanson, E. (2013). Pflegeergebnisklassifikation (NOC). Bern: Hans Huber

Klug Redman, B. (2009). Patientenedukation. Kurzlehrbuch für Pflege- und Gesundheitsberufe 2. Bern: Hans Huber

Lawler, J. (2006). Behind the screens: Nursing, somology, and the problem of the body. Sydney: University Press

Lorig, K. (1996). Chronic disease self-management: a model for tertiary prevention. The American Behavioral Scientist, 39 (6), S. 676

NANDA-International (2013). Nursing Diagnosis: Definitions and Classification, 2012–2014. Oxford: Wiley-Blackwell

McCloskey-Dochterman, J./Bulecheck, G. M. (2013). Pflegeinterventionsklassifikation (NIC). Bern: Hans Huber

Newman, M. A./Sime, A. M./Corcoran-Perry, Sh. A. (1991). The focus of the discipline of nursing. Advances in Nursing Science, 14 (1), S. 1–6

Müller-Staub, M./Abt, J./Brenner, A./Hofer, B (2014). Expertenbericht zum Verantwortungsbereich der Pflege. Bern: Schweizerischer Verein für Pflegewissenschaft VFP

Müller-Staub, M. (2001). Qualität der Pflegediagnostik und Patientinnen-Zufriedenheit. Pflege, 14, S. 230–238

Salvage, J. (1993). Nursing in action. Strengthening nursing and midwifery to support health for all. WHO regional publications. European, 48, S. 1

Schaeffer, D. (Hg.) (2008). Pflegetheorien: Beispiele aus den USA. Bern: Hans Huber

Aufgaben und Arbeitsalltag im Patienten-Informationszentrum

Anja Dautel, Regina Mayle

Im Patienten-Informationszentrum (PIZ) des Marienhospitals Stuttgart weiß man nie genau, mit welchen Fragen die BesucherInnen auf die BeraterInnen zukommen. Angehörige haben Fragen zum Schlaganfall eines Familienmitglieds, junge Mütter erkundigen sich nach den Kursangeboten des Familienzentrums. Sehr berührende Themen kommen im PIZ auf, wenn sich z. B. ein Ehemann informiert, welche Hospize es für seine todkranke Ehefrau in Stuttgart gibt. In den verschiedenen Gesprächssituationen im Patienten-Informationszentrum ergibt häufig ein zu besprechendes Thema das nächste: einerseits weil die Themen, Therapien und Krankheiten, die hier besprochen werden, komplex sind, andererseits weil die Gespräche und Beratungen Nähe und Vertrauen schaffen. Viele PatientInnen trauen sich erst nach einer Kennenlernphase, tiefer gehende Fragen zu stellen. Im PIZ gibt es für die PatientInnen die Möglichkeit, nach einer Beratung zu einem anderen Zeitpunkt wiederzukommen oder Kontakt aufzunehmen – vielleicht weil es ein neues Thema zu besprechen gibt, vielleicht weil die PatientInnen am gleichen Thema noch weiterarbeiten müssen oder weil ein Thema einfach nicht losgelassen werden kann. Auch eine einfache Rückversicherung hinsichtlich des bisherigen Verhaltens ist durch einen weiteren Kontakt möglich.

Die Rahmenbedingungen im PIZ des Marienhospitals Stuttgart

Das PIZ im Marienhospital Stuttgart steht allen offen, die eine Frage zu Gesundheit oder Krankheit haben – unabhängig von einer Behandlung in der Klinik. Die BesucherInnen können sich im PIZ kostenlos zu Gesundheits- und Krankheitsthemen informieren, schulen und beraten lassen, in gut verständlicher Gesundheitsliteratur recherchieren und kostenlos bereitgestelltes Infomaterial mit nach Hause nehmen. Die drei Mitarbeiterinnen des PIZ im Marienhospital unterstützen die BesucherInnen bei Recherchen in der Literatur und im Internet, stellen individuelle Informationspakete zusammen, vermitteln Kontakte zu Selbsthilfegruppen, ExpertInnen sowie (über-)regionalen Hilfsangeboten und schulen im Umgang mit speziellen Pflegetechniken. Zusätzlich zur Beratung gestalten und organisieren die PIZ-Mitarbeiterinnen für alle Interessierten ein abwechslungsreiches Veranstaltungsangebot. Die Veranstaltungsreihe „Gesund werden – gesund bleiben" ist eher behandlungsorientiert und findet im Marienhospital statt. Die Veranstaltungsreihe „Infopunkt Gesundheit" greift verbraucherorientierte Gesundheitsthemen auf und findet im Haus der Katholischen Kirche Stuttgart statt. Dieses liegt direkt in der Stuttgarter Innenstadt und ist so für eine breitere Öffentlichkeit erreichbar.

Im Marienhospital Stuttgart gibt es zudem immer wieder Informationsangebote zu speziellen Themenschwerpunkten, wie z. B. den „Schlaganfall-Tag" oder den „Brustkrebs-Tag". Auch hier beteiligt sich das PIZ mit Aktionen in Zusammenarbeit mit den jeweiligen Klinikleitungen und FachexpertInnen. Für DiabetikerInnen konnte die monatlich stattfindende Diabetes-Infostunde in Zusammenarbeit mit den Diabetes-BeraterInnen der Klinik ins Leben gerufen werden, deren Besuch ebenfalls für alle Interessierten kostenlos ist. Zahlreiche Kurse und Vorträge rund um das Motto „Eltern werden – Eltern sein", wie z. B. das Stillcafé, werden vom Familienzentrum, das dem PIZ angeschlossen ist, organisiert. Hier konnte zudem eine Kooperation mit dem Haus der Familie Stuttgart eingerichtet werden. Zur Organisation des Veranstaltungsprogramms gehören die Kontaktpflege zu DozentInnen, Selbsthilfegruppen und Mitarbeiterinnen, die Organisation der Finanzierung und die Öffentlichkeitsarbeit. Projekte des Familienzentrums werden in Kooperation mit dem PIZ geplant und durchgeführt. Ein Beispiel dafür ist die Weltstillwoche, eine WHO/UNICEF-Initiative zur Förderung des Stillens, die jedes Jahr in 120 Ländern in der 40. Kalenderwoche stattfindet.

Das PIZ-Team ist der Pflegedirektion unterstellt und arbeitet in verschiedenen Projekten und Arbeitsgruppen mit. Darunter fällt beispielsweise die Mitarbeit an einem onkologischen Pflegekonzept und einer onkologischen Wissensplattform für MitarbeiterInnen der Pflege, die Einführung und Umsetzung von Patientenedukation auf den Stationen oder die Entwicklung und Bereitstellung edukativer Instrumente im Rahmen der Implementierung der nationalen Expertenstandards des Deutschen Netzwerks für Qualitätsentwicklung in der Pflege (DNQP). Die Einführung der Mitarbeiter in das Thema Patientenedukation, die Projektplanung und das Miteinfließenlassen von wissenschaftlichen Erkenntnissen stellen hier die Aufgaben der PIZ-Mitarbeiterinnen dar. In Zusammenarbeit mit den Pflegenden verschiedener Fachbereiche werden im PIZ auf diese Weise Programme und Lösungen für Probleme und Patientenfragen entwickelt.

Die Mitarbeiterinnen des PIZ pflegen außerdem einen guten Kontakt zu den Mitgliedern anderer Berufsgruppen im Marienhospital Stuttgart (Ärzte und Ärztinnen, PsychologInnen, Physio- und ErgotherapeutInnen, SozialarbeiterInnen ...), sodass auch hier Austausch und Beteiligung gewährleistet sind. Die PIZ-Mitarbeiterinnen stellen ihre Arbeit und Angebote regelmäßig verschiedenen Interessierten (z. B. einem regionalen Frauenkreis) oder in der Ausbildung befindlichen Pflegekräften sowie im Rahmen von Fachweiterbildungen vor.

Die BesucherInnen

Prinzipiell kann jeder das PIZ im Marienhospital Stuttgart besuchen, unabhängig von einer Behandlung. Die größte Besuchergruppe bilden dennoch die stationären und ambulanten PatientInnen, die in der Klinik versorgt werden. Ins PIZ kommen zudem viele Angehörige, die sich hinsichtlich der Erkrankung eines Familienmitglieds beraten lassen möchten. Durch die im PIZ eingerichtete Pflegebibliothek für MitarbeiterInnen kommen auch viele Pflegekräfte hierher. Die Auszubildenden nutzen das PIZ gerne, um für eine Hausaufgabe oder eine Hausarbeit zu recherchieren. Die Themenschwerpunkte der Beratungen im PIZ liegen bei den Behandlungsschwerpunkten der 17 Fachkliniken im Marienhospital Stuttgart. Da die Klinik beispielsweise mehrere zertifizierte Zentren hat, steht das Thema Krebserkrankungen mit an vorderster Stelle. Außerdem werden häufig die Themen Ernährung und Diät, Rehabilitation, Neurologie, plastische Chirurgie, Hals-Nasen-Ohren-Heilkunde und pflegende Angehörige angefragt. Bei der statistischen Auswertung der Besucherfragen unterscheiden die PIZ-Mitarbeiterinnen zwischen 48 verschiedenen Themenkategorien.

Im PIZ des Marienhospitals Stuttgart wurden seit der Eröffnung im Mai 2009 über 10.000 Besucher beraten. Davon waren etwa 65 % Frauen und 35 % Männer. Der Altersschwerpunkt liegt bei BesucherInnen in der zweiten Lebenshälfte.

Grundsätze der Beratung

Bei einer Beratung im PIZ wird immer nach einer Möglichkeit gesucht, die BesucherInnen zu befähigen, ihren Alltag im Anschluss bestmöglich informiert zu bewältigen. Dazu haben alle PIZen, die im Netzwerk für Patienten- und Familienedukation in der Pflege e.V. angemeldet sind, einige Grundsätze:

- Es werden keine Diagnosen gestellt;
- es werden keine Therapien vorgeschlagen;
- die PatientInnen werden nicht in eine bestimmte Richtung beeinflusst;
- bisherige Behandlungsverfahren werden nicht bewertet;
- es wird keine Information oder Beratung zu nicht anerkannten Verfahren gegeben;
- der Besuch im PIZ ersetzt nicht den Gang zum Arzt, sondern soll diesen ergänzen.

In sehr vielen Fällen helfen die PIZ-Mitarbeiterinnen zunächst bei der Navigation durch einen „Wirrwarr" aus Fachbegriffen, Untersuchungen, unbeantworteten Fragen und den Mengen an Informationen, die die PatientInnen selbst mitbringen. Meist stammen diese Informationen aus dem Internet. Die Hilfestellung bei der Internetrecherche wird von den BesucherInnen gerne in Anspruch genommen – einerseits weil vielen der Umgang mit dem Internet nicht vertraut ist und andererseits weil viele Informationen im Netz unvollständig oder sogar falsch sind. Ist eine erste Ordnung hergestellt, gehen Fragen und Probleme tiefer, zumal sich durch die erste Hilfe eine Vertrauensbasis aufgebaut hat. Alles, was die BesucherInnen im PIZ erzählen, unterliegt dabei selbstverständlich der Schweigepflicht. Im Patienten-Informationszentrum des Marienhospitals Stuttgart bleiben die PatientInnen anonym, wenn sie das möchten.

Das PIZ liegt zentral im Eingangsbereich. Es besteht aus zwei nebeneinander liegenden, miteinander verbundenen Räumen. Der Besucherraum ist einer Bücherei ähnlich gestaltet, der andere Raum birgt die Arbeitsplätze für die Mitarbeiterinnen und wird auch für Beratungen genutzt, die unter Ausschluss anderer PIZ-BesucherInnen stattfinden sollen. Im Raum mit den frei zugänglichen Medien ist auch der Internetrechercheplatz untergebracht, welcher von den BesucherInnen kostenlos genutzt werden kann. Das PIZ ist wochentags von 10:00–13:00 Uhr und von 14:00–17:00 Uhr geöffnet. Nach Absprache kann auch ein individueller Termin gefunden werden oder ein Besuch direkt am Patientenbett stattfinden.

Für Pflegekräfte wurde im PIZ eine eigene Pflegebibliothek eingerichtet, in der Fachliteratur und Fachzeitschriften zur Recherche bereitgehalten werden. Die Pflegekräfte der Stationen können sich zudem auch Infomaterial für „ihre" PatientInnen im PIZ zusammenstellen lassen und anschließend die Beratung selbst übernehmen.

Öffentlichkeitsarbeit

Mobile PatientInnen und deren Angehörige werden von den Pflegenden auf das PIZ hingewiesen. Sie sehen das Angebot auch in der Patientenzeitschrift, im Patientenfernsehen, in Flyern oder auf im Haus ausgehängten Plakaten. BürgerInnen und andere Interessierte erfahren von den Angeboten im PIZ durch einen Besuch am Infopunkt Gesundheit, über die Presse und durch Weiterempfehlung. Viele ehemalige PatientInnen kommen nach dem stationären Aufenthalt wieder, um sich weitergehend zu informieren. Die Angebote des PIZ werden auch immer wieder in Infoveranstaltungen vorgestellt (z. B. in einem regionalen Frauenkreis).

Mediennutzung

Im PIZ werden verschiedene Medien genutzt: Broschüren, Flyer, DVDs, CDs, Internet und Bücher. Es wird darauf geachtet, dass alle Informationen valide, aktuell und möglichst neutral sind. Aktuell sind über 200 verschiedene Flyer und über 300 verschiedene Bücher vorrätig. Soweit es möglich ist, wird nach evidenzbasierten Quellen recherchiert. Die Medienauswahl gestaltet sich bei der PIZ-Planung sehr zeitaufwändig, da das potenzielle Medienangebot auf Verständlichkeit (für medizinische Laien), Aktualität und Verlässlichkeit hin überprüft werden muss. Am Marienhospital Stuttgart wurden hierzu die verschiedenen Fachabteilungen gebeten, eine Auswahl an guter Literatur für das PIZ zusammenzustellen. Zudem erwiesen sich die Bücher- und Broschürenlisten der Bundeszentrale für gesundheitliche Aufklärung, des Bundesministeriums für Gesundheit und die Literaturlisten von anderen PIZen als sehr hilfreich.

Die Mitarbeiterinnen im Patienten-Informationszentrum pflegen einen guten Kontakt zu anderen Beratungs- und Informationsstellen im Umkreis. Dazu gehören beispielsweise die Selbsthilfekontaktstelle KISS Stuttgart, die Krebsberatungsstelle Stuttgart, die Brückenschwestern des onkologischen Schwerpunkts Stuttgart oder die Stuttgarter Hospize, die unter anderem auch Hilfestellung bei der Trauerarbeit geben. Diese Kontakte werden stets genutzt, um auch das Informationsmaterial auf dem neuesten Stand zu halten. Die Mitgliedschaft im Netzwerk für Patienten- und Familienedukation in der Pflege e.V. ermöglicht zudem in diesem Bereich einen guten Austausch mit MitarbeiterInnen aus anderen PIZen.

Der Einsatz von Auszubildenden im PIZ Stuttgart

Von Anfang an bestand bei der Konzeption und dem Aufbau des PIZ Stuttgart der Wunsch, dass den Auszubildenden der Schule für Gesundheits- und Krankenpflege das PIZ als Einsatzort zur Verfügung steht. Die Auszubildenden sollen die Möglichkeit erhalten, schon während ihrer beruflichen Ausbildung die Patientenedukation mit den Elementen Information, Schulung und Beratung in diesem speziellen Setting kennenzulernen und in ihr praktisches Handeln zu integrieren. Damit verbunden ist auch die Zielsetzung, dass die Auszubildenden das Bewusstsein für die Einrichtung PIZ und sein Beratungsangebot auf den Stationen steigern. Das Marienhospital Stuttgart setzt auf eine qualitativ hochstehende Patientenversorgung und hohe Pflegequalität, die mithilfe der Patientenedukation und ihrer Verbreitung verstärkt werden soll.

Im Krankenpflegegesetz wird dieser Ansatz ebenso für die pflegerische Ausbildung gefordert. Dort heißt es: *„Die Ausbildung für die Pflege [...] soll insbesondere dazu befähigen, die folgenden Aufgaben eigenverantwortlich auszuführen: [...] 1c) Beratung, Anleitung und Unterstützung von zu pflegenden Menschen und ihren Bezugspersonen in der individuellen Auseinandersetzung mit Gesundheit und Krankheit“* (KrPflG, Abschnitt 2, § 3). Das bedeutet, dass der psychologische und pädagogische Anteil pflegerischer Arbeit in der Ausbildung gelehrt wird. Wie sieht jedoch die Umsetzung in der Praxis aus? Wie können die Auszubildenden Information, Schulung und Beratung in ihre pflegerische Arbeit miteinbeziehen? Wie können sie dabei methodisch unterstützt werden?

All diese Fragen stellten sich, als nach den ersten fünf Jahren der PIZ-Arbeit die Pflegedirektion zusammen mit der Schule für Gesundheits- und Krankenpflege beschlossen hatte, Auszubildende im PIZ einzusetzen. Denn gerade im PIZ bietet sich die Möglichkeit, Patientenedukation in seiner ganzen Bandbreite kennenzulernen. Die Rahmenbedingungen wurden festgelegt und sechswöchige Einsätze geplant. Die Auszubildenden sollten sich, wenn möglich, im zweiten Ausbildungsjahr befinden. Eine Besonderheit des Einsatzes stellt das sogenannte „Splitting“ dar. Dies hat zur Folge, dass die Auszubildenden morgens in der gynäkologischen Ambulanz eingesetzt sind. Am Nachmittag kommen sie ins PIZ, um dort mitzuarbeiten. Dieser geteilte Einsatz bringt Vorteile mit sich: Die Auszubildenden arbeiten morgens in der Ambulanz mit den gynäkologischen Patientinnen. Wenn sich daraus Fragestellungen und Unsicherheiten im Umgang mit den Patientinnen und ihren Krankheitsbildern ergeben, haben sie mittags die Möglichkeit, im PIZ zu recherchieren und Antworten zu finden. Weil der

Fokus im PIZ auf der Alltagsbewältigung liegt, stehen nicht nur Materialien zu den einzelnen Krankheitsbildern zur Verfügung, sondern auch Literatur und Broschüren zum Umgang mit einer Erkrankung im Alltag.

Nachdem die äußeren Bedingungen geschaffen wurden, ging es an die didaktischen Überlegungen. Die pädagogisch qualifizierten Mitarbeiterinnen entwickelten einen Leitfaden, der die Auszubildenden durch den Einsatz führen sollte. Der Leitfaden enthält folgende Gliederungspunkte:

- allgemeine Informationen zum PIZ im Marienhospital;
- Personen, die dort tätig sind;
- Aufgaben im PIZ;
- mögliche Lernangebote im PIZ;
- spezielles Lernangebot „Beratung einer Patientin mit Mammakarzinom";
- Literaturliste.

Ein Schwerpunkt lag auf der Identifizierung der Lerninhalte. Die Lerninhalte erschließen sich durch die verschiedenen Tätigkeitsbereiche der PIZ-Mitarbeiterinnen und wurden nach der Relevanz für die Auszubildenden ausgewählt und formuliert:

- PIZ mit Räumlichkeiten und vorhandener Medien- und Pflegebibliothek kennenlernen;
- Einführung in die Patientenedukation, in das Konzept der Salutogenese nach Antonovsky, den Beratungsprozess und ausgewählte Kommunikationsmodelle;
- Beratungssituationen als teilnehmende Beobachter wahrnehmen, beobachten und reflektieren;
- Zusammenarbeit mit internen und externen Experten, Beratungseinrichtungen und Selbsthilfegruppen kennenlernen;
- Einführung in die Recherchearbeit und selbstständiges Durchführen von Recherchen;
- Kennenlernen der verschiedenen Veranstaltungen und ihrer Betreuung, Durchführung und Evaluation (Teilnahme, falls möglich);
- selbständige Planung, Durchführung und Evaluation einer „Beratung einer Frau mit Mammakarzinom";
- Kennenlernen des „Netzwerkes für Patienten- und Familienedukation e. V.";
- Einführung in die Bewertung und Erstellung von Broschüren anhand der „Wittener Liste" (vgl. Wittener Liste zur Broschürenbeurteilung; s. S. 65–67 in diesem Band) und dem Entstehungsverlauf im Marienhospital;

- Kennenlernen von hausinternen Projekten, die mit dem PIZ verbunden sind;
- Einbringen eigener Wünsche und Ziele.

Die Auszubildenden sollen schrittweise an die Arbeit im PIZ herangeführt werden. Deshalb wurde für den Einsatz ein Wochenplan aufgestellt, der die Lernangebote aufeinander aufbauend darstellt. Ein Hauptziel des Einsatzes ist, dass die Auszubildenden selbstständig eine Beratung planen, vorbereiten, durchführen und evaluieren. Die Mitarbeiterinnen entwickelten ein spezielles Lernangebot. Hierfür wurde das hausinterne Konzept „Lernangebote der Praxisorte“ für die praktische Ausbildung in der Gesundheits- und Krankenpflege (Pohl, 2010) herangezogen. Demzufolge sollen Lernangebote für die praktische Ausbildung kompetenz- und handlungsorientiert sein (vgl. Pohl, 2010, S. 9 ff.). Das Lernangebot „Beratung einer Patientin mit Mammakarzinom“ orientiert sich an einer komplexen Situation des beruflichen Alltags – eine Beratungssituation, wie sie im PIZ häufig anzutreffen ist. Damit der Bezug zu einer konkreten Beratungssituation hergestellt werden kann, konstruierte eine Mitarbeiterin ein Fallbeispiel.

Fallbeispiel

Eine Besucherin betritt das PIZ: „Guten Tag. Mein Name ist Zinser. Ich bin Patientin im Brustzentrum und würde mich gerne mal umsehen.“

Frau Zinser ist ca. Mitte 40, schlank, hat schulterlange, kräftige dunkle Haare und wirkt sehr gepflegt. Nach einer Weile gehen Sie auf Frau Zinser zu und fragen nach, ob Sie ihr behilflich sein können. Frau Zinser atmet tief durch und meint, ja, da gäbe es schon ein paar Fragen bezüglich ihrer Erkrankung. Sie wisse auch noch gar nicht, wie das alles weitergehen solle. Sie bitten Frau Zinser, Platz zu nehmen, und setzen sich zu ihr. Im weiteren Gespräch erfahren Sie Folgendes:

Frau Zinser ist vor drei Tagen ein 2,5 cm großer Tumor aus der rechten Brust entfernt worden. Es konnte brusterhaltend operiert werden, jedoch waren auch zwei Lymphknoten befallen. Im Moment ist noch nicht bekannt, ob der Tumor hormonempfindlich ist. Ihr wurde gesagt, dass in diesem Fall evtl. für fünf Jahre eine antihormonelle Therapie sowie zusätzlich eine Chemotherapie anstehe.

„Was bedeutet denn das für mich? Was kommt da auf mich zu?“

Frau Zinser erzählt, dass sie den Knoten selbst entdeckt und sich dann sofort zur Abklärung an ihre Frauenärztin gewandt habe, die sie dann ins

Krankenhaus eingewiesen hat. Alles sei sehr schnell gegangen. „Man hat ja gar keine Zeit, darüber nachzudenken und sich vorzubereiten. Auch meine Familie ist total überrollt worden."

Frau Zinser ist verheiratet und hat zwei Söhne, 12 und 15 Jahre alt. Sie lebt mit ihrer Familie in Stuttgart-Sillenbuch in einer geräumigen Erdgeschosswohnung mit kleinem Garten. Beruflich arbeitet sie in Teilzeit als Bürokauffrau. „Aber das ist nur ein kleiner Betrieb, und wenn ich jetzt für längere Zeit ausfalle, wird es für die Kollegin schwierig."

In ihrer Freizeit kümmert sich Frau Zinser gerne um den Garten und ist Mitglied im örtlichen Sportverein. Dort gibt es eine Laufgruppe, mit der sie sich ein- bis zweimal wöchentlich trifft. „Was meinen Sie? Kann ich das alles überhaupt weiterhin machen?"

„Übermorgen soll ich entlassen werden. Wie geht es denn dann weiter? Ich weiß gar nicht, wo ich anfangen soll. Gibt es denn irgendwelche Hilfen oder Unterstützung, wenn ich nicht mehr hier bin? Was kann ich denn selber zu meiner Genesung beitragen? Soll ich meine Ernährung umstellen?"

Das sind viele Fragen, die Frau Zinser beschäftigen. Sie machen ihr den Vorschlag, dass Sie ihr eine Informationsmappe zusammenstellen, und vereinbaren mit ihr für den nächsten Nachmittag einen Termin für ein Beratungsgespräch.

Nachdem Frau Zinser gegangen ist, stellen Sie die Infomappe zusammen und bereiten sich auf das Gespräch vor.

In Anlehnung an das „Stuttgarter Modell©" (vgl. Kerngruppe Curriculum, 2006, S. 88) wurden die zu erwerbenden Kompetenzen im Lernangebot des PIZ konkretisiert und angepasst:

- *Analytisch-reflexive Begründungskompetenz*
  Die Auszubildende, der Auszubildende
  - begründet den Beratungsbedarf und die Zielsetzung der Beratung aus edukativer Sicht;
  - analysiert die Gesamtsituation der Besucherin (psychisch, physisch und sozial);
  - analysiert und begründet den individuellen Beratungsbedarf und wählt passende Beratungsinhalte (Informationsmaterial, Beratungsstellen, Experten) aus;
  - reflektiert eigenes Handeln und Entscheidungen.
- *Interaktive Kompetenz*
  Die Auszubildende, der Auszubildende
  - ist in der Gesprächssituation empathisch, wertschätzend, kongruent und präsent;

  - nimmt verbale und nonverbale Signale wahr;
  - reagiert adäquat darauf.

- *Ethisch-moralische Kompetenz*
  Die Auszubildende, der Auszubildende
  - geht einfühlsam mit ethisch-religiösen Einstellungen/Haltungen um;
  - respektiert Entscheidungen der Besucherin;
  - erkennt Grenzen und Tabuthemen.

- *Gesellschafts- und berufspolitische Kompetenz*
  Die Auszubildende, der Auszubildende
  - erkennt die Bedeutung der Patientenedukation im berufspolitischen Kontext und positioniert sich dazu.

- *Organisations-/systembezogene Kompetenz*
  Die Auszubildende, der Auszubildende
  - kennt die internen und externen Netzwerkstrukturen des Patienten-Informationszentrums;
  - berücksichtigt die für die spezifische Situation der Besucherin zuständigen Experten und bezieht diese in den Beratungsprozess mit ein.

- *Planungs- und Steuerungskompetenz*
  Die Auszubildende, der Auszubildende
  - plant und gestaltet das Beratungsgespräch anhand des Beratungsprozesses;
  - dokumentiert und evaluiert das Beratungsgespräch im Statistikprogramm.

- *Praktisch-technische Kompetenz*
  Die Auszubildende, der Auszubildende
  - kann Recherchearbeit gezielt und situationsgerecht durchführen;
  - beobachtet und reflektiert Beratungsgespräche und überträgt die gewonnenen Erkenntnisse in die selbstständig geführte Beratungssituation;
  - beurteilt Broschüren anhand der „Wittener Liste" (vgl. Wittener Liste zur Broschürenbeurteilung, s. S. 65–67 in diesem Band).

Mit dem Lernangebot setzen sich die Auszubildenden mit der Patientenedukation, der Salutogenese nach Antonovksy, ausgewählten Kommunikationsmodellen, dem Beratungsprozess, der Behandlung des Mammakarzinoms und ihren Auswirkungen auf die betroffene Frau sowie mit den psychosozialen Aspekten auseinander. Indem sie das zur Verfügung stehende Informationsmaterial im PIZ verwenden, können die Auszubildenden eine umfassende Beratung vorbereiten, die sich an der individuellen Situation einer Mammakarzinom-Patientin orientiert. Dabei sollen sie auch die internen und externen Experten/Beratungsstellen miteinbeziehen. Zur weiteren methodischen Vorbereitung für die Beratung werden anhand eines Reflexionsbogens Beratungssituationen, die die Mitarbeiterinnen durchführen, mit den SchülerInnen reflektiert und besprochen. Am Ende des Einsatzes erhalten die Auszubildenden die Möglichkeit, die Beratung in Form eines Rollenspiels durchzuführen. Anschließend wird die Beratungssituation reflektiert. Es hat sich gezeigt, dass das Rollenspiel sehr effektiv ist, da die Auszubildenden die Herausforderungen eines Beratungsgespräches in einer direkten Gesprächssituation am ehesten erfahren. Grundsätzlich bewerten die Auszubildenden das Lernangebot als sehr hilfreich.

Im gesamten Verlauf des Einsatzes erhalten die Auszubildenden einen umfassenden Einblick in die verschiedenen Aufgabengebiete des PIZ. Sie beteiligen sich an der Planung, Organisation, Durchführung und Evaluation der zahlreichen Informationsveranstaltungen und Programme. Spannend ist auch das „Reinschnuppern“ in Projekt- und Arbeitsgruppen, wie beispielsweise das betriebliche Gesundheitsmanagement. Damit der Einsatz im PIZ für beide Seiten gewinnbringend ist, ist es den Mitarbeiterinnen wichtig, kontinuierlich mit den Auszubildenden im Gespräch zu sein. Die Auszubildenden führen ein Wochentagebuch mit entsprechenden Reflexionsfragen, das jede Woche mit den Mitarbeiterinnen besprochen wird. So können offene Fragen beantwortet und der Lernprozess bewusst gestaltet werden. Neben dem Erst-, dem Zwischen- und dem Abschlussgespräch stellt dies ein zusätzliches Instrument der Lernbegleitung dar.

Die bisherigen Erfahrungen zeigen, dass der Einsatz im PIZ mit vielen Chancen verbunden ist. Die Auszubildenden werden zu einem frühen Zeitpunkt ihrer beruflichen Sozialisation im Sinne der Patientenedukation gefördert. Wenn es gelingt, dieses Bewusstsein zu verankern, ist ein wichtiger Baustein in der Berufsbildung erreicht. Auch für das PIZ sind die Auszubildenden ein Gewinn. Durch die im PIZ gewonnenen Erfahrungen erkennen die Auszubildenden den Nutzen und die Vorteile dieser Einrichtung und sind dadurch motiviert, diese Erkenntnisse auf den Stationen zu verbreiten.

„Ich fand die Zeit bei Ihnen sehr interessant, anregend und vor allem auch sehr sinnvoll und nützlich. Ich werde Sie sowohl auf Station als auch selbstverständlich bei den Patienten vorschlagen bzw. auf Sie verweisen! Es ist schade, dass das PIZ noch nicht in allen Köpfen auf den Stationen angekommen ist.“ (Zitat Auszubildende)

„Ich nehme mit, dass ich nun einen guten Einblick bekommen habe, was das PIZ ausmacht, was es alles macht und welche Vorteile sich sowohl für Patienten als auch für das Pflegepersonal bieten. Ich finde Ihre Arbeit wirklich super und sehr hilfreich." (Zitat Auszubildende)

„Hier im PIZ hatte ich die Möglichkeit, viel über Patientenedukation zu lernen. Weiterhin werde ich mir Mühe geben, dies auf der Station umzusetzen." (Zitat Auszubildende)

Literatur

Gesetz über die Berufe der Krankenpflege (Krankenpflegegesetz-KrPflG) vom 16. Juli 2003 (BGBl. I, S. 1442), zuletzt geändert durch Artikel 9 (16. Juli 2015 (BGBl. I, S. 1211); http://www.gesetze-im-internet.de/bundesrecht/krpflg_2004/gesamt.pdf (14.12.2015)

Kerngruppe Curriculum – Holoch, E./Lauber, A./Matzke, U./Riedel, A./Zoller, E. (Hg): (2006): Integrative Pflegeausbildung: Das Stuttgarter Modell©. Pflegeberuflicher und pädagogischer Begründungsrahmen. Braunschweig: Bildungshaus Schulbuchverlage

Pohl, J. (2010): Konzept „Lernangebote der Praxisorte" für die praktische Ausbildung in der Gesundheits- und Krankenpflege. Unveröffentlichtes Manuskript, Marienhospital Stuttgart

Links

Netzwerk für Patienten- und Familienedukation e.V.: Wittener Liste zur Broschürenbeurteilung. http://patientenedukation.de/downloads/Wittener_Liste.pdf (22.12.2015)

Professionelle Kommunikationsmöglichkeiten für ein erfolgreiches und gesundes Team

Möglichkeiten einer betrieblichen Gesundheitsförderung

Eine Annäherung

Herlinde Steinbach

Betriebliche Gesundheitsförderung (in der Folge kurz BGF): Wir blicken auf das Verhältnis zwischen Gesundheit und Arbeitswelt. Das scheint heute vielfach – wenngleich es auch andere Beispiele gibt[1] – ein auflösbarer Widerspruch zu sein. Mit dem Blick auf (angebliche?) ökonomische Erfordernisse, gepaart mit dem fast allgegenwärtigen Wunsch, die betrieblichen (und persönlichen) Aufgaben möglichst effektiv und effizient zu erfüllen, werden Aspekte der Gesundheit vielleicht allzu leicht zurückgestellt (vgl. Bürger, 2012, S. 254 f., und Lyotard, 1989, S. 288). Die Argumente, die dabei ins Treffen geführt werden, lassen sich mehrheitlich folgenden Kategorien zuordnen: Primat der Ökonomie (Kosten versus Nutzen, Wirtschaftlichkeit[2]), Gesundheit als individuelle Verantwortlichkeit.

Ich verfolge mit meinem Beitrag das Ziel, alternativ zur gerade formulierten Diagnose nach einer Begriffsklärung aufbauend auf dem Konzept der Salutogenese nach Aaron Antonovsky (1987 und 1993) mögliche Anwendungsfelder und Maßnahmen einer betrieblichen Gesundheitsförderung unter dem Aspekt von „Win-win-Situationen" zu identifizieren und Ansatzpunkte zu einer Umsetzung auf betrieblicher Ebene zu skizzieren. Dabei werde ich, den Gedanken Antonovskys zu Verstehbarkeit, Handhabbarkeit und Bedeutsamkeit (Antonovsky, 1979) folgend, den Bereich der Ökonomie nicht blauäugig vernachlässigen, sondern die gerade in der

---

1 Vgl. beispielhaft zu vielfältigen gesundheitlichen Belastungsfaktoren im Zusammenhang mit der Arbeitswelt http://www.gesundearbeit.at/cs/Satellite?blobcol=urldata&blobheadername1=content-type&blobheadername2=content-disposition&blobheadervalue1=application%2Fpdf&blobheadervalue2=inline%3B+filename%3D%22Arbeitsbedingte_Erkrankungen.pdf%22&blobkey=id&blobnocache=false&blobtable=MungoBlobs&blobwhere=1342591067322&ssbinary=true&site=V02 (eine Studie des österreichischen Wirtschaftsforschungsinstitutes im Auftrag der Kammer für Arbeiter und Angestellte für Wien)

2 Zum Zusammenhang zwischen der Gesundheit der Bediensteten und dem Unternehmenserfolg vgl. http://europe.vita-life.com/uploads/media/IGA-Report_HVBG_Hauptverband_Gewerbliche_Berufsgenossenschaften_Essen.pdf (Literaturstudie der „Initiative Gesundheit und Arbeit" aus Deutschland, 2003)

heutigen Arbeitswelt erforderlichen Verbindungen zwischen Gesundheit und betrieblichen Aufgaben herausstreichen. Dabei soll die BGF allerdings nicht als „Magd der Ökonomie“ auftreten, sondern im Bewusstsein ihrer Voraussetzungen und beabsichtigten Wirkungen ihren berechtigten Rang einnehmen.

Ich werde dazu zunächst betriebliche Kernfragen, die mit dem Gesundheitsbegriff in Zusammenhang stehen, anreißen und danach Antonovskys Konzept der Salutogenese in aller gebotenen Kürze entfalten, um im Anschluss daran Anwendungsgebiete und mögliche Maßnahmen darzustellen. Dabei soll der Blick auch bewusst auf den Nutzen und zu erwartende Effekte gerichtet werden. Dazu werde ich einige Beispiele gelungener betrieblicher Gesundheitsförderung darstellen. Abschließen werde ich meinen Beitrag mit der Frage nach der vielleicht ganz speziellen Verantwortung der Angehörigen von Gesundheitsberufen zur BGF.

Das Motto meines gesamten Beitrages ist daher gerade kein „entweder betrieblicher Erfolg oder betriebliche Gesundheitsförderung“, sondern ein klares „sowohl – als auch“.

Der Betrieb: ein Feld für die Salutogenese

Gleichgültig, in welcher Branche oder in welchem Bereich – Profit- oder Non-Profit-Bereich, privater oder öffentlicher Sektor – ein Betrieb angesiedelt ist, welche Größe und Beschäftigtenzahl er aufweist – es lassen sich einige basale Elemente herausarbeiten, die von einem Betrieb, der auf Dauer nach den Grundsätzen wirtschaftlicher Redlichkeit (Woltron, 2009, S. 43 ff.; Küng, 2010, S. 50 ff., 205 ff., 226 ff.) eingerichtet ist, jedenfalls erfüllt werden müssen. Ein Betrieb muss zunächst seine je spezifische Aufgabe (Warum gibt es den Betrieb und wozu ist er da?), die im Einzelnen sehr spezifisch sein kann, erfüllen und dabei gewünschte Resultate im Sinne dieser Aufgabe erzielen.[3] Weiters muss er – und das ist einerseits schlicht auf die Selbsterhaltung als Betrieb und andererseits auch auf gesetzliche Normen zurückzuführen – versuchen, diese Resultate möglichst effektiv und effizient zu erreichen (vgl. Drucker, 2005, S. 50 ff.). So weit, so gut! Aber es gilt daran zu denken, dass ein Betrieb an sich ein „Nichts“ ist; ein Betrieb braucht Menschen, um als solcher handeln zu können, und die Menschen, die seine Aufgaben erfüllen, machen ihn erst zum Betrieb! Und dies bringt all das, was mit „dem Menschen“ an sich zusammenhängt, sein

3 Vgl. zur Resultatorientierung im Management und zu den damit zusammenhängenden Fragen/Gedanken u. a. Malik (2006), S. 84 ff. und Green/Hanke (2002), S. 247 f.

Wesen, seine Bedürfnisse, auch in die betriebliche Welt mit hinein (vgl. u. a. zum vergessenen Menschen in der Wirtschaft Bürger, 2012, S. 22 ff.).

Genau hier beginnen die Schwierigkeiten: Was heißt „möglichst" und was ist das Wesen, was sind die Bedürfnisse des Menschen? Natürlich können an dieser Stelle keine anthropologische Grundlagenarbeit und keine vollständige Auseinandersetzung mit den Bedürfnissen des Menschen erfolgen. Unstrittig – und das ist der Ausgangspunkt der folgenden Gedanken – scheint aber zu sein, dass „Gesundheit" eine herausragende Stellung in den menschlichen Bedürfnissen einnimmt.[4] Dies führt zum Versuch, eine möglichst geglückte Verbindung zwischen der Gesundheit von Menschen in einem Betrieb und der betrieblichen Aufgabe herzustellen. Heute kann gelten, dass wir spätestens seit Lyotard (1989) annehmen müssen, dass der ökonomische Diskurs vielfach über andere Diskurse – und damit letztlich auch über den der „Gesundheit" – siegt, weswegen die Themen anderer Diskurse vielleicht aus dem Blick geraten (vgl. Lyotard, 1989, S. 288).

Dabei könnten gerade zur Gesundheit in der Arbeitswelt zahlreiche Diskurse geführt werden, und sie werden auch geführt (z. B. Bürger, 2012; Bauer, 2013; Journal Gesundheitsförderung, 2015, u. v. m.). Um nur einige Begriffe zu nennen, um die sich die Auseinandersetzungen – vielfach im Zusammenhang mit Arbeitsunfähigkeitsfällen, mit Mobbing oder Burnout – bewegen: der Gesundheitsbegriff der Arbeitswelt, Arbeitsbedingungen, Führung, Kommunikation, Anerkennung und Wertschätzung, Über- und Unterforderung, Teamarbeit und Kooperation, Stress, Sinn, die Spannungsfelder Ökonomie – Nachhaltigkeit, Kosten versus Nutzen, Selbst- versus Fremdbestimmung. Die Luxemburger Deklaration zur betrieblichen Gesundheitsförderung in der Europäischen Union (1997) regt angesichts der Herausforderungen zahlreicher Rahmenbedingungen in der Arbeitswelt (wie z. B. Globalisierung, Arbeitslosigkeit, Verbreitung von neuen Informationstechnologien, geänderte Beschäftigungsverhältnisse, älter werdende MitarbeiterInnen u. a.) eine Verknüpfung mehrerer Ansätze an: von der Verbesserung der Arbeitsorganisation und der Arbeitsbedingungen über eine Förderung der aktiven Mitarbeiterbeteiligung bis hin zur Stärkung persönlicher Kompetenzen.[5]

Vielfach stellen sich im beruflichen Zusammenhang verschiedenste Herausforderungen sowohl im physischen als auch im psychischen Bereich[6]

---

4 Etwa „Gesundheit ist nicht alles, aber ohne Gesundheit ist alles nichts." (Arthur Schopenhauer, 1788–1860)

5 http://www.luxemburger-deklaration.de/

6 Dazu beispielhaft die Dimensionen arbeitsbedingter psychischer Belastungen, die gemäß Arbeitsschutzgesetz im Rahmen der Arbeitsplatzevaluierung erhoben wer-

– das bedeutet, dass der gesamte Mensch in den Blick der BGF genommen werden sollte.

Zusammenfassend: Es gibt viel Gesundheitsförderndes zu tun, nur – was und wie? Und ohne dabei die Grundelemente eines Betriebes zu beeinträchtigen? An dieser Stelle muss im Sinne eines „sowohl – als auch" festgehalten werden, dass gesundheitsfördernde Maßnahmen sinnvollerweise im Einklang mit arbeitsplatzerhaltenden Maßnahmen stehen müssen. Für den Einzelnen enthält Arbeit vielfach auch ein Element des Glücks und ein sinnstiftendes Element (vgl. Bauer, 2013, S. 17); dies aus den Augen zu verlieren, wäre wohl auch im Sinne von Gesundheitsförderung kontraproduktiv. Ein wesentlicher Ausgangspunkt für Möglichkeiten betrieblicher Gesundheitsförderung ist dabei Antonovskys Konzept der Salutogenese (vgl. Antonovsky, 1987 und 1993).

Gesundheitsförderung – Antonovskys Salutogenese und der Sense of Coherence

Zur Bestellung dieses betrieblichen Feldes halte ich es für lohnend, die zentralen Ansätze und Begriffe aus Antonovskys Konzept der Salutogenese zu betrachten. Diese enthalten einige Elemente, die anzeigen, welche Überlegungen zu Möglichkeiten betrieblicher Gesundheitsförderung angestellt werden könnten.

Gesundheitsförderung ist – anders als Krankheitsprävention – ein eher junger Begriff, der von der Weltgesundheitsorganisation (WHO) erstmals in der Ottawa-Charta (1986) beschrieben und mit Inhalt gefüllt wurde. Gesundheitsförderung ist demnach ein proaktiver Prozess, bei dem ein „Erreichen" (und nicht ein „Verhindern" wie bei präventiven Ansätzen) im Zentrum steht. Die Ottawa-Charta setzt sich das Ziel, „allen Menschen Selbstbestimmung über ihre Gesundheit zu ermöglichen und sie damit zur Stärkung ihrer Gesundheit zu befähigen"[7]. Zur Erreichung eines umfassenden körperlichen, seelischen und sozialen Wohlbefindens sollen sowohl Einzelne als auch Gruppen ihre Bedürfnisse befriedigen, ihre Wünsche und Hoffnungen wahrnehmen und verwirklichen sowie ihre Umwelt meistern bzw. verändern können. Gesundheit wird als ein wesentlicher Bestandteil des täglichen Lebens gesehen. Schon dies weist darauf hin, dass es einen in

den: Aufgabenanforderungen und Tätigkeiten, Organisationsklima, Arbeitsumgebung, Arbeitsabläufe und Arbeitsorganisation; vgl. Journal Gesundheitsförderung (JG) (2015/2), S. 33.

7 http://www.euro.who.int/__data/assets/pdf_file/0006/129534/Ottawa_Charter_G.pdf

diesem Sinne untrennbaren Zusammenhang zwischen Arbeitswelt und Gesundheit(sförderung) gibt – die Arbeitswelt ist ja Bestandteil des täglichen Lebens und mit vielfältigen Bedürfnissen, Wünschen und Hoffnungen verbunden. Dies führt uns zu den zwei zentralen Ansätzen von Gesundheitsförderung: Sie muss partizipatorisch erfolgen (sie erfordert Teilhabe und möchte den Menschen größere Selbstbestimmung über ihre Gesundheit ermöglichen) und sie muss ganzheitlich sein (Gesundheit als integraler Teil der Umwelt und Lebenswelt der Menschen) (vgl. Steinbach, 2015, S. 70 f.).

Ein zentrales Konzept zur Erreichung des Zieles von Gesundheitsförderung unter Beachtung dieser beiden Ansätze ist das „Empowerment", das mit Vertrauen in die Stärken des Einzelnen und mit Zukunftsorientierung hin auf die Entwicklung von Fähigkeiten zur Selbstgestaltung der sozialen Lebenswelt und des Lebens der Menschen durch Eigenverantwortlichkeit und Selbstbestimmtheit abstellt (vgl. Stark, 2003, S. 28). Empowerment bewegt sich und wirkt auf individueller Ebene durch Stärkung und Ressourcenförderung, auf der Ebene der Organisation durch die Einbindung möglichst aller Betroffenen als Gestalter und auf struktureller Ebene durch die Schaffung von Rahmenbedingungen für Entscheidungen und ihre Umsetzung (vgl. Herriger, 2002, S. 13 ff.).

Das zweite bedeutende Konzept zur Gesundheitsförderung ist der „Setting-Ansatz" als Umsetzungsstrategie, mit der sich gesundheitsfördernde Maßnahmen an das soziale System, den Lebensalltag des Menschen richten, um entsprechende Rahmenbedingungen zu schaffen, die gesundheitsförderlich wirken (vgl. Steinbach, 2015, S. 132).

Gesundheit ist nach dem Soziologen Aaron Antonovsky (vgl. Antonovsky, 1993, S. 8 f.) kein starrer Zustand und befindet sich nicht in einem ständigen Gleichgewicht, sondern ist ein aktives, sich ständig regulierendes Geschehen, das die Menschen aktiv beeinflussen können. Jeder Mensch verfügt demgemäß in je unterschiedlicher Ausprägung über „generalisierte Widerstandsressourcen", die in ihm selbst oder seiner Umwelt und seinem Umfeld liegen. Dazu entwickelte Antonovsky das Konzept des „Sense of Coherence" (SoC) – des Kohärenzgefühls oder besser in Antonovskys Sinn: eine grundlegende, auf die persönliche Umwelt gerichtete, globale Orientierung, ein Einstellungsmuster, die Welt zu betrachten (vgl. Faltermaier, 2000, S. 190). Damit wird zum Ausdruck gebracht, in welchen Aspekten sich Menschen in ihrer Position auf dem Gesundheits-Krankheits-Kontinuum unterscheiden. Bei vergleichbaren äußeren Umständen besteht ein Zusammenhang mit dem Ausmaß, in dem es Menschen gelingt, ihre Ressourcen zur Gesundheit und zum Erhalt des Wohlbefindens zu aktivieren und zu nutzen (vgl. BZgA, 2001, S. 28). Zusammenfassend ist diese globale

Orientierung also das Vertrauen auf das ausreichende Vorhandensein von Ressourcen zur Bewältigung der verschiedensten Lebensanforderungen und das Vertrauen, dass es lohnend ist, sich diesen Herausforderungen zu stellen (vgl. Schüffel et al, 1998, S. 2).

Der SoC weist drei zentrale Elemente auf, die u. a. auch für die Frage der Möglichkeiten betrieblicher Gesundheitsförderung im Zentrum stehen: Verstehbarkeit (die kognitiven Fähigkeiten einer Person, die es ermöglichen, die Umwelt kognitiv verstehbar einzuschätzen), Handhabbarkeit (das Vertrauen, dass sich das Leben meistern lässt – die Zuversicht, dass sich Hindernisse und Herausforderungen bewältigen lassen) und Bedeutsamkeit/Sinnhaftigkeit (als Überzeugung, dass die Lebensaufgaben sinnvoll sind und es sich lohnt, sich dafür zu engagieren) (vgl. Steinbach, 2015, S. 139). Handhabbarkeit als „Manageability" hängt von den zur Verfügung stehenden Ressourcen einer Person ab, d. h. von den eigenen kognitiv-emotionalen Fähigkeiten bis hin zur Hilfsbereitschaft und den Möglichkeiten des sozialen Umfeldes. Im Weiteren wird daher bei der Frage nach den Möglichkeiten der betrieblichen Gesundheitsförderung das Gewicht auf das Element der Manageability gelegt.

Anwendungsgebiete der BGF – mögliche Maßnahmen

Nach diesem Blick auf den Begriff und die maßgeblichen Konzepte von „Gesundheitsförderung" zeichnet sich ab, dass die Möglichkeiten – im Sinne eines Gelingens – betrieblicher Gesundheitsförderung wesentlich von folgenden Aspekten getragen sein könnten: Proaktivität, Selbstbestimmung und Befähigung von Menschen in Bezug auf ihre Gesundheit, ein partizipatorischer und ganzheitlicher Ansatz, Beachtung der Lebenswelt und des Lebensalltags der Beteiligten, Stärken- und Zukunftsorientierung sowie die Elemente des SoC zur Schaffung von Win-win-Situationen.

Es gilt dabei, den möglichen Sinn und das Positive durch betriebliche Gesundheitsförderung sowohl für den einzelnen Angehörigen als auch für die Führung des Betriebes und den Betrieb an sich zu suchen und anzustreben. Worin könnten diese jeweils liegen? In der Luxemburger Deklaration zur betrieblichen Gesundheitsförderung in der Europäischen Union (1997) wird darauf hingewiesen, dass BGF diejenigen Faktoren beeinflussen will, die die Gesundheit der Beschäftigten verbessern. Dabei wird aufgezählt: „Unternehmensgrundsätze und -leitlinien, die in den Beschäftigten einen wichtigen Erfolgsfaktor sehen und nicht nur einen Kostenfaktor; eine Unternehmenskultur und entsprechende Führungsgrundsätze, in denen Mitarbeiterbeteiligung verankert ist, um so die Beschäftigten zur Übernahme von

Verantwortung zu ermutigen; eine Arbeitsorganisation, die den Beschäftigten ein ausgewogenes Verhältnis bietet zwischen Arbeitsanforderungen einerseits und andererseits eigenen Fähigkeiten, Einflussmöglichkeiten auf die eigene Arbeit und sozialer Unterstützung; eine Personalpolitik, die aktiv Gesundheitsförderungsziele verfolgt; ein integrierter Arbeits- und Gesundheitsschutz"[8]. Damit wird klar, dass BGF sowohl auf der Ebene des Individuums und der Ebene der Führung als auch auf der Ebene des Betriebes, der Institution an sich, wirken und Nutzen entfalten soll.

Ganz handfest beschrieben kann der mögliche Nutzen für den Einzelnen in besseren Arbeitsbedingungen liegen: beginnend bei der Ausstattung des Arbeitsplatzes über soziale Aspekte bis hin zur persönlichen Wertschätzung und sinnvollen Aufgabenerfüllung unter der Maßgabe größtmöglicher Selbstbestimmtheit und Beachtung des jeweiligen Eigenbeitrages. Die Führung wird gesündere und leistungsfähigere MitarbeiterInnen als wertvollen Erfolgsfaktor ansehen und einsetzen können – MitarbeiterInnen, die es schätzen und würdigen, dass ihre Gesundheit der Führung und dem Betrieb etwas wert sind. Der Betrieb an sich wird seine Geschäftsfelder gut abgedeckt wissen und mit gutem Grund annehmen können, dass gesunde und motivierte MitarbeiterInnen selbstständig und mit Eigenverantwortung die Qualität und Effizienz der Aufgabenerfüllung möglichst hoch halten. Nicht zuletzt geht es auch darum, „gerne" arbeiten zu gehen, denn wer die Arbeit und ihren Platz im menschlichen Leben betrachtet, wird erkennen, dass sie auch ein „Betätigungsfeld unserer Kreativität [...], eine Quelle der Freude und des Stolzes, der Anerkennung und der sozialen Verbundenheit" (Bauer, 2013, S. 9) sein kann.

BGF – Best practice

Wenn Gesundheitsförderung das Ziel hat, Menschen Ressourcen zur Verfügung zu stellen bzw. ihre Ressourcen und die Möglichkeiten ihrer Nutzung für sich zu erkennen und sie dabei zu begleiten, dann muss dies wohl auch für BGF gelten.

Aktuell wird BGF vielfach als Unternehmensstrategie – nämlich im Wesentlichen als Organisationsentwicklungsstrategie – beschrieben, deren Ziel es ist, „Krankheiten am Arbeitsplatz vorzubeugen, Gesundheit zu stärken und das Wohlbefinden der Mitarbeiterinnen zu verbessern"[9]. Die

---

8 http://www.luxemburger-deklaration.de/

9 http://www.netzwerk-bgf.at/portal27/portal/bgfportal/content/contentWindow?-contentid=10007.701059&action=2

zentrale Frage zur Gesundheitsförderung wird dabei so gestellt: „Wo wird Gesundheit hergestellt?“[10]

Häufig ginge es dabei darum, menschenwürdige und menschengerechte Arbeitsplätze zu schaffen, wobei man anmerken muss, dass betriebliche Gesundheitsförderung somit als Fortführung des Anspruchs auf Humanisierung der Arbeit gelten könnte (vgl. ebd.).

Wenngleich aus Sicht einer Health Promoterin, die selbst Angehörige der Gesundheitsberufe ist, fast naturgemäß die Haltung einer grundsätzlichen Zustimmung zu Strategien, Projekten und Maßnahmen der BGF besteht, so wird gerade an diesem Beispiel die eine oder andere Frage spürbar, die aus Sicht der Gesundheitsförderung diskutiert werden sollte. Kurz skizziert geht es zunächst um die Verknüpfung von ausdrücklich präventiven Elementen – nämlich der Vorbeugung von Krankheiten am Arbeitsplatz – mit Gesundheitsförderung, was über den wissenschaftlich erarbeiteten Begriffsinhalt[11] hinausgeht. Danach geht es um die Feststellung, dass es sich im betrieblichen Rahmen um eine Organisationsentwicklungsstrategie handle. Anzumerken ist jedoch, dass keine Organisationsentwicklung ohne entsprechende Personalentwicklung auskommt (vgl. Malik, 2006, S. 244 ff.) und Gesundheitsförderung wohl den Menschen an sich im Fokus hat (haben sollte); insofern könnte eine Schwerpunktbildung im organisatorischen Bereich ein wenig verkürzend wirken. Interessant ist auch die Verwendung des Verbums „herstellen“ im gesundheitsförderlichen Kontext. Im zitierten Dokument findet sich zwar im unmittelbaren Anschluss an diese Frage der Hinweis auf die Lebensbereiche der Menschen und die dort jeweils herrschenden Bedingungen. Unter Beachtung des Konzepts „Empowerment“, das die Befähigung, Ermächtigung von Menschen[12] – und letztendlich auch deren Eigenbeitrag – ins Zentrum stellt und die gesamte Lebenswelt in den Blick nimmt, scheint das „Herstellen“, das vielfach im Zusammenhang mit Arbeit steht und den Produktionscharakter betont, ebenso ein wenig verkürzend bzw. einengend. Vielleicht wirkt „Beeinflussung“ neutraler und angemessener oder stellt sich die Frage nach der Entstehung bzw. tatsächlich

---

10 http://www.netzwerk-bgf.at/portal27/portal/bgfportal/content/contentWindow?-contentid=10007.701059&action=2

11 Begriffsinhalt Gesundheitsförderung nach Ewles/Simnett (2007), S. 37: „Gesundheitsförderung (health promotion) bedeutet, den Gesundheitszustand eines Individuums oder einer Gesellschaft anzuheben.“ Dass „Vorbeugung“ nicht zwingend „Anhebung“ bedeutet, wohnt den Worten schon inne.

12 Die WHO definierte 1984: „Gesundheitsförderung zielt auf einen Prozess, allen Menschen ein höheres Maß an Selbstbestimmung über ihre Gesundheit zu ermöglichen und sie damit zur Stärkung ihrer Gesundheit zu befähigen.“

„Förderung" von Gesundheit – im Sinne von Salutogenese – treffender? Die Bezugnahme auf „Arbeitsplätze" kann ebenso ein zu kleines Feld suggerieren: Wird „Arbeitsplatz" im räumlichen, technischen und organisatorischen Sinn verstanden, so besteht die Gefahr, dass soziale, emotionale, psychische (und viele andere) Bezüge, die im gesundheitsförderlichen Sinn mindestens ebenso bedeutend sind, aus dem Blick geraten. Den Blick auf die „Arbeitsbedingungen" in einem umfassenden Verständnis zu richten, entspräche meines Erachtens dem Gedanken der Gesundheitsförderung besser.

Stellt man auf die Möglichkeiten der praktischen BGF ab, so finden sich zahlreiche Dokumente, die auf Projekte und Maßnahmen – einschließlich einer Hervorhebung von Best-practice-Projekten – hinweisen[13] bzw. diese beschreiben und die Erfolgsfaktoren betonen (vgl. ebd.). BGF erfordert Integration im Betrieb – BGF muss in die betrieblichen Strukturen eingebettet sein. Sie braucht interdisziplinäre und hierarchieübergreifende Zusammenarbeit. Im Prozess sind die Durchführung einer Ist-Analyse sowie eine konkrete Festlegung der betrieblichen gesundheitsbezogenen Ziele und Teilziele notwendig, wobei deutlich zu machen ist, hinter welchem gesundheitspolitischen Programm sie stehen. Kontinuität und Ganzheitlichkeit der BGF – sie muss den Menschen in all seinen Aspekten ansprechen und hat Prozesscharakter – sind wesentlich. Offenheit und Partizipation sind hilfreich, weil auch BGF nicht frei von Interessenkonflikten ist. Für Transparenz bei allen Beteiligten muss möglichst frühzeitig gesorgt werden. Zielgruppenorientierung und Stärkung persönlicher Gesundheitskompetenzen stehen im Fokus, da in einem Betrieb in aller Regel unterschiedliche Gruppen von Menschen beschäftigt sind. Die gesundheitsgerechte Arbeitsgestaltung und der Nutzen für die beschäftigten Menschen sind erforderlich, weil man nicht davon ausgehen kann, dass BGF nur um ihrer selbst willen erfolgt. Öffentlichkeitsarbeit sowie Effizienzorientierung – auch BGF sollte betriebswirtschaftlich argumentierbar sein – und Qualitätssicherung einschließlich Evaluation sind als integrale Bestandteile unverzichtbar, ebenso wie die aktive, möglichst frühzeitige und umfassende Beteiligung der MitarbeiterInnen.

Die Mehrzahl dieser Erfolgsfaktoren sollte für Angehörige von Gesundheitsberufen kein Neuland sein, denn sie finden sich im Regelkreis des Gesundheitsprozesses[14], aber auch im Management in Planungs- und

13 Vgl. beispielhaft http://www.netzwerk-bgf.at/portal27/portal/bgfportal/content/contentWindow?contentid=10007.701059&action=2

14 Vgl. zum Gesundheitsprozess Ewles/Simnett (2007), S. 93 ff., der ähnliche Begriffe und Prozessschritte nennt, die auch in Planungs- und Entscheidungsprozessen anderer (auch ökonomischer, betrieblicher) Kontexte Anwendung finden.

Entscheidungsprozessen (zum Entscheidungsprozess vgl. Malik, 2006, S. 211 ff.). Insofern ist dies schon ein Hinweis darauf, dass bei der Planung gesundheitsförderlicher Maßnahmen - zumindest was den Prozess betrifft - kein absolutes Neuland betreten wird und damit relevante Hinweise oder Kenntnisse für eine Praxisanwendung bzw. eine Projektplanung und -durchführung bereits vorhanden sind. Hier – Erfolgsfaktoren, bereits vorhandenes Wissen und Praxishinweise – schließt sich der Kreis zu Antonovskys SoC, weil damit wesentliche Aspekte der Verstehbarkeit, der Handhabbarkeit und der Bedeutsamkeit angesprochen sind.

So finden sich bei einer Recherche auch zahlreiche Beispiele von best practice im Zusammenhang mit BGF[15]. Hier ist zunächst aus gesundheitsförderlicher Perspektive bei einigen Projektbeschreibungen noch immer eine begriffliche Unschärfe zu spüren, da vor entsprechenden Planungen vielfach ein „Präventionsbedarf" artikuliert wird. Allerdings soll an dieser Stelle ob theoretischer Begriffsarbeit nicht der aus betriebskultureller Sicht durchaus positive Impetus zur Projektdurchführung geringgeschätzt werden. So ist anzumerken, dass die Auflistungen und Beschreibungen der positiven Praxisbeispiele das Feld der betrieblichen Gesundheitsförderung für Interessierte weit öffnen und gut bestellbar machen: Ansatzpunkte für gesundheitsfördernde Projekte können sich in verschiedensten Bereichen ergeben. Der Bogen möglicher Kategorien spannt sich von Themen der Aufklärung über Bewegung, den demografischen Wandel im Zusammenhang mit altersgerechten Unternehmen, Ernährung, Gesundheitsmanagement als Aspekt eines mitarbeiterorientierten Führungsstils bis hin zur Auseinandersetzung mit Sucht und Stressbewältigung.[16]

Viele der Best-practice-Beispiele zeigen – und das ist eine gute Nachricht –, dass BGF vor irgendwelchen branchenbedingten Beschränkungen (tatsächlichen oder eingebildeten) nicht Halt zu machen braucht. Beispiele für gelungene Projekte finden sich in so gut wie allen Unternehmenszweigen, von Industrie, Kraftfahrzeugbau, Kommunikationstechnologie, Entwicklung, Vertrieb, der Dienstleistungsbranche und der Tourismuswirtschaft über Gärtnereien bis hin zu Integrations- und Pflegefachdiensten sowie Vorhaben aus dem öffentlichen und dem Non-profit-Bereich – etwa Gemeinden (vgl. ebd.).

---

15 Vgl. http://www.fgoe.org/der-fonds/infos/BGF_gute_praxis_2014.pdf für Beispiele guter Praxis aus Österreich sowie http://www.bmg.bund.de/themen/praevention/betriebliche-gesundheitsfoerderung/best-practice-beispiele-im-ueberblick.html mit Praxisbeispielen aus Deutschland.

16 Vgl. http://www.bmg.bund.de/themen/praevention/betriebliche-gesundheitsfoerderung/best-practice-beispiele-im-ueberblick.html

Inhaltlich finden sich verschiedenste Projekte. Vielfach wird die Stärkung von Kompetenzen durch Information und Wissensvermittlung angestrebt, wobei auf mannigfaltige Aspekte Bezug genommen wird: Männergesundheit, Diabetes, Arbeitsplatzbedingungen, alters- und alternsgerechte Arbeitsprozesse, Rücken- und Entspannungstrainings sowie Workshops zu Teamentwicklung, Konfliktbearbeitung, Kommunikation. Oft gibt es unmittelbar spürbare Maßnahmen der Gesundheitsförderung im beruflichen Alltag und Ablauf. So gab es Führungskräfte- und Mitarbeiterschulungen, Veränderungen der Ablauforganisation oder der Dienstpläne unter gesundheitsförderlicher Perspektive. Es wurde der psychosozialen Gesundheit in Form von Stressbewältigung und Stimmungsmanagement bei einer Kinder-, Jugend- und Familienhilfe besonderes Augenmerk geschenkt. Die Betriebskultur stand ebenso im Fokus, wenn im Betrieb salutogene Strukturen auf- oder ausgebaut wurden. Vielfach ging es um „schlichte" Bewegungsförderung, wobei diese auch während der Arbeitszeit ermöglicht wurde. Das Thema gesundheitsgerechte Ernährung am Arbeitsplatz wurde aufgegriffen, wobei unter anderem im Bereich der Schichtarbeit angemessene individuelle Ernährungsprofile angeboten oder aber die Zusammenstellung des Essensangebots von Kantinen überarbeitet und angepasst wurden. Bei Bildschirmarbeitsplätzen werden über den PC Übungsvideos mit Kräftigungs-, Entspannungs- und Mobilisierungsübungen zum Mitmachen während der Arbeitszeit bereitgestellt. Auch der soziale Aspekt wird durch entsprechendes Kommunikations- und Konfliktmanagement in die gesundheitsförderlichen Maßnahmen miteinbezogen. Im Einzelfall wurden auch betriebliche Umstrukturierungsmaßnahmen, die durch krisenhafte Entwicklungen erforderlich geworden waren, unter gesundheitsförderlichem Aspekt begleitet, persönliches Stress- und Ressourcenmanagement und auch Möglichkeiten zur Psychohygiene angeboten.[17] Diese kurzen Skizzen können nur als Ideenlieferanten oder Anknüpfungspunkte angesehen werden; insgesamt zeigt sich aber, dass das Feld für BGF nahezu unerschöpflich ist.

In der überwiegenden Anzahl dieser Best-practice-Beispiele waren die Erfolgsfaktoren letztlich vor allem die Beachtung grundlegender und einfacher Elemente. Zunächst eine saubere Einhaltung des Entscheidungsregelkreises – wenn man so will: des Gesundheitsprozesses. Dann eine angemessene Planung und Organisation des Vorhabens in Aufbau und Ablauf. Herzstücke dabei waren eine gute Ist-Stands-Analyse mit genauer

---

17 Vgl. http://www.fgoe.org/der-fonds/infos/BGF_gute_praxis_2014.pdf sowie http://www.bmg.bund.de/themen/praevention/betriebliche-gesundheitsfoerderung/best-practice-beispiele-im-ueberblick.html

Zielgruppenbestimmung (die Bandbreite ging von allen Bediensteten, von An- und Ungelernten bis hin zu Führungskräften) und möglichst frühzeitiger Einbindung der Beteiligten und Betroffenen sowie angemessene Zielfestlegung. Der Herausarbeitung und Betonung von Win-win-Situationen (wobei genau dies in einigen Projektbeschreibungen auch ausdrücklich erwähnt wird) wurde Aufmerksamkeit geschenkt. Gute Kommunikation auf unterschiedlichen Kanälen und in verschiedenen Foren wurde gepflegt. Das Eingehen von Kooperationen (nach „außen“ u. a. mit Versicherungen, Krankenkassen, Medienunternehmen, Kommunikatoren; nach „innen“ von der Führung über das betriebsärztliche Team und den Betriebssozialdienst bis hin zur zentralen Bildung, Personalvertretung, Betriebssportsektion) ermöglichte den Zugriff auf vielfältigste Ressourcen. In dieser gesamten Aufzählung ist spürbar, dass die Kernelemente des SoC (Verstehbarkeit, Handhabbarkeit und Bedeutsamkeit) als „Prozessbegleiter“ in Form denk- und handlungsleitender Ideen präsent waren.

Verantwortung der Gesundheitsberufe – Ausblick, Grenzen

Selbstverständlich stellt sich die Frage der BGF auch im Zusammenhang mit Betrieben und Institutionen im Bereich der Gesundheitsberufe. Gesundheitsförderung und Gesundheitsberufe – schon die Begriffe legen nahe, dass Angehörige von Berufen, die Gesundheit im Fokus haben, vielleicht auch eine besondere Verantwortung oder Rolle im Hinblick auf BGF haben (sollten?).

Gerade Menschen, die in Gesundheitsberufen arbeiten, sehen sich vielfältigen Herausforderungen gegenüber, die die Gesundheit beeinflussen. Zum Teil wird unter Rahmenbedingungen gearbeitet – von institutionellen und organisatorischen Voraussetzungen über die Ausstattung mit Ressourcen bis hin zur schlichten Tatsache der Herausforderungen als Mensch –, die es für die Bediensteten nicht leicht machen, Gesundheit zu erhalten oder zu verbessern.

Es werden auch im Bereich der Gesundheitsberufe neben allgemeinen gesundheitsbeeinflussenden Umständen andere, spezifischere Aspekte spürbar, mit denen unterschiedlich umgegangen wird: Ökonomie versus Berufsethos, Rechtsvorschriften versus persönliche Haltung, Engagement versus Abgrenzung (vgl. Sommer et al., 2014, S. 21 ff. u. 28 f.), Problemverwaltung versus Problemlösung, Organisationsverantwortung versus individuelle Verantwortung, um nur einige zu nennen. Möglicherweise werden in Institutionen, die sich mit Gesundheit beschäftigen, gesundheitsfördernde Perspektiven in Bezug auf die Bediensteten nicht gesehen (vgl. dazu beispielhaft Ratheiser, 2007, S. 14 ff.) und möglicherweise treten oder traten vor Sorge um die Gesundheit anderer die eigenen Bedürfnisse der Bediensteten in den Hintergrund. Hiermit wäre eine erste Verantwortung der Gesundheitsberufe verortet: beispielhaft im Sinne der BGF zu sein und zu wirken.

Angesichts dieser möglichen Problemfelder könnte man versucht sein, vielfältigste Handlungsfelder für BGF zu erschließen, unter dem Leitmotiv der Gesundheit das gesamte betriebliche Feld zu durchforsten und, wo es irgend geht, umzukrempeln und Initiativen zur Veränderung (gemeint: Verbesserung) sonder Zahl zu setzen. Hier könnte eine zweite Verantwortung liegen, die aber auch den Versuch einer Grenzziehung bedeutet: nämlich die Verantwortung zu Angemessenheit und Grenze zwischen notwendiger und kluger Gestaltung der Arbeitsbereiche im gesundheitsförderlichen Sinne und dem Ausschütten des Kindes mit dem Bad durch eine Form von „Überpädagogisierung“ (vgl. z. B. Ribolits, 2009, S. 219) bzw. besondere Form von „Regierung“, bei der sich die Menschen letztlich selbst im Sinne äußerer „Zwänge“ optimieren[18]. Eine der Schwierigkeiten dabei ist die Gratwanderung zwischen den Anliegen und Bedürfnissen des Betriebes nach möglichst ökonomischer (und damit möglichst effektiver und effizienter) Aufgabenerfüllung[19] und den Bedürfnissen der in ihm beschäftigten Menschen.

Zusammengefasst liegt also vielleicht die Verantwortung der Gesundheitsberufe im Zusammenhang mit BGF in der Verstehbarkeit im Sinne eines unkomplizierten und lebensnahen Vorgehens, in der Handhabbarkeit durch Einbettung in den konkreten betrieblichen Alltag bei bestmöglicher Angemessenheit für die Zielgruppen und der Bedeutsamkeit durch Betonung des jeweiligen Nutzen und Potenzials für alle Beteiligten, aber auch unter Beachtung der zuvor angerissenen Dilemmata. Damit wird dem partizipatorischen und ganzheitlichen Ansatz der Gesundheitsförderung Rechnung getragen und das Ziel der Selbstermächtigung im Auge behalten.

---

18 Zum Problem des Regierens unter ökonomischen Leitmotiven vgl. beispielhaft Foucault (2000), S. 41 ff.

19 Das kann dazu führen, die Menschen als Humankapital zu betrachten und Vorsorge zu treffen, dass sie im betrieblichen/ökonomischen Sinne trainiert und genützt werden, wobei unter dem Deckmantel von Humanisierung und Pädagogisierung eigentlich „Biopolitik“ bzw. „Psychopolitik“ betrieben wird, im Rahmen derer sich die Menschen letztlich sogar freiwillig selbst optimieren (Gesunderhaltung oder Gesundheitsverbesserung!) und ökonomisch nutzen (lassen); vgl. dazu beispielhaft Han (2014), S. 35.

Resümee

BGF ist ein weites Feld, das vielfältige Möglichkeiten eröffnet. Unabhängig von einer allenfalls noch zu leistenden Begriffsarbeit und begrifflichen Sorgfalt geht es letztendlich um Wissen und Haltung sowie den Willen zur Gestaltung: das Wissen um das Thema Gesundheit, die Bedürfnisse der Menschen sowie die betrieblichen Notwendigkeiten und Rahmenbedingungen und die Haltung, dieses Wissen im Sinne eines „sowohl – als auch" im Interesse der Menschen und des Betriebes einzusetzen. Die erforderlichen Ressourcen zu erfolgreicher BGF sind vorhanden und liegen in den handelnden Personen selbst: das Wissen um sich selbst, die persönliche Einschätzung, das Wissen um den Betrieb und seine Abläufe, die Kreativität der Menschen, ihre vielfältigen Talente, ihre Gefühle und Beziehungen, spezielle Ausbildungen und Fertigkeiten sowie ihre Motivation und ihr Engagement. In jedem Betrieb steckt unglaublich viel Potenzial, das für BGF wirksam werden kann. Ob dies der Fall ist, ist möglicherweise nur eine Frage des guten, gesunden Managements nach der Formel: Gesundheitsförderung = gute Führung und gutes Management!

Dabei gilt es, auch über unmittelbare Projekte der BGF hinaus die Gestaltung des dienstlichen Alltags in den Blick zu nehmen und über die Integration der Arbeit in die Lebenswelt nachzudenken. Es lassen sich unzählige Aspekte und Momente des betrieblichen Lebens gesundheitsförderlich gestalten: von der Ausstattung des Arbeitsplatzes über die täglichen Rituale, Form und Inhalt von Kommunikation, Wertschätzung und Achtung, Prozessgestaltung, das soziale Leben und die Beziehungen in einem Betrieb bis hin zum Selbstverständnis aller Bediensteten, der Angemessenheit der Anforderungen, dem Grad der Selbstbestimmung, der Förderungsverpflichtung der Vorgesetzten, der Aufgabenerfüllung der Personalvertretung bzw. des Betriebsrates usw. Die Modellierung des Ganzen ist Gesundheitsförderung! Schon diese Aufzählung weist auf das von mir ins Treffen geführte „Win-win" hin; gute Gesundheit, Freude an der Herausforderung, Motivation, Zufriedenheit, aber auch Widerstandsfähigkeit können als Erfolgsfaktor für die wirtschaftliche Situation von Betrieben angesehen werden (vgl. Sommer et al. 2014, S. 28).

BGF ist schlussendlich „einfach": Werden die wesentlichen Elemente von Gesundheitsförderung – wie der SoC, Ganzheitlichkeit und der partizipatorische Ansatz – beachtet, werden die Prozesse im Sinne der bekannten Regelkreisläufe durchgeplant und die beschriebenen Erfolgsfaktoren im Auge behalten, braucht es bloß Kreativität und Willen – dann sind die Möglichkeiten der BGF nahezu unbegrenzt.

Literatur

Antonovsky, A. (1979): Health, stress and coping. San Francisco: Jossey-Bass

Antonovsky, A. (1987): Unrevaling the Mystery of Health. How People Manage Stress and Stay Well. London: Jossey-Bass

Antonovsky, Aaron (1993): Gesundheitsforschung versus Krankheitsforschung. In: Franke, A./Broda, M. (Hg.): Psychosomatische Gesundheit. Versuch einer Abkehr vom Pathogenesekonzept. Tübingen: dgvt

Bauer, J. (2013): Arbeit. Warum unser Glück von ihr abhängt und wie sie uns krank macht. München: Karl Blessing

Beamten-Dienstrechtsgesetz (Österreich) BGBl. Nr. 333/1979 in der geltenden Fassung

Bürger, H. (2012): Der vergessene Mensch in der Wirtschaft. Neue Modelle zwischen Gier und Fairness. Wien: Braumüller

Bundeszentrale für gesundheitliche Aufklärung (BZgA) (2001): Was erhält Menschen gesund? Antonovskys Modell der Salutogenese – Diskussionsstand und Stellenwert. Eine Expertise von J. Bengel, R. Strittmatter und H. Wildmann im Auftrag der BZgA. Erweiterte Neuauflage. BZgA-Reihe Forschung und Praxis der Gesundheitsförderung 6; Köln

Drucker, P. F. (2005): Management im 21. Jahrhundert. 4. Auflage. Berlin: Econ/Ullstein

Ewles, L./Simnett, I. (2007): Gesundheit fördern. Ein praktischer Leitfaden. Wien: Facultas

Faltermaier, A. (2000): Die Salutogenese als Forschungsprogramm und Praxisperspektive. Anmerkungen zu Stand, Problemen und Entwicklungschancen. In: Wydler, H. et al. (Hg.): Salutogenese und Kohärenzgefühl. Grundlagen, Empirie und Praxis eines gesundheitswissenschaftlichen Konzepts. Weinheim, München: Juventa

Foucault, M. (2000): Die Gouvernementalität. In: Bröckling, U./Krasmann, S./Lemke, Th. (Hg.): Gouvernementalität. Studien zur Ökonomisierung des Sozialen. Frankfurt am Main: Suhrkamp

Green, K./Hanke, O. (2002): Führen in stürmischen Zeiten. Erfolgsbeispiele und wetterfeste Strategien. München: Redline Wirtschaft bei Verlag Moderne Industrie

Grün, A. (2006): Menschen führen – Leben wecken. 3. Auflage. München: dtv

Han, B.-Ch. (2014): Psychopolitik. Neoliberalismus und die neuen Machttechniken. 5. Auflage. Frankfurt am Main: S. Fischer

Herriger, N. (2002): Empowerment in der sozialen Arbeit. Eine Einführung. 2. Auflage. Stuttgart: Kohlhammer

Husserl, E. (2002): Phänomenologie der Lebenswelt. Ausgewählte Texte II. Bibliographisch revidierte Ausgabe. Stuttgart: Reclam

Journal Gesundheitsförderung (JG) (2015/2): Schwerpunkt psychische Gesundheit in der Arbeitswelt. Daten, Studien, Konzepte und Umsetzung. Gamburg: Verlag für Gesundheitsförderung

Küng, H. (2010): Anständig wirtschaften. Warum Ökonomie Moral braucht. München, Zürich: Piper

Lyotard, J.-F. (1989): Der Widerstreit. 2., korrigierte Auflage. München: Wilhelm Fink

Malik, F. (2006): Führen Leisten Leben. Wirksames Management für eine neue Zeit. Frankfurt am Main, New York: Campus

Mayer, H. (2000): Pflegeforschung. Aus der Praxis für die Praxis. Band 1: Qualitative Forschungsarbeiten aus dem Berufsfeld Pflege. Wien: Facultas

Ratheiser, K. (2007): Der missachtete Mensch. Vom Überleben in krankmachenden Organisationen. Wien: Seifert

Ribolits, E. (2009): Bildung ohne Wert. Wider die Humankapitalisierung des Menschen. Wien: Löcker

Schüffel, W./Brucks, U./Johnen, R./Köllner, V./Lambrecht, F./Schnyder, U. (Hg.) (1998): Handbuch der Salutogenese. Konzept und Praxis. Wiesbaden: Ullstein Medical

Sommer, D./Kuhn, D./Milletat, A./Blaschka, A./Redetzky, C. (2014): Resilienz am Arbeitsplatz. Frankfurt am Main: Mabuse

Stark, W. (2003): Empowerment. In: Bundeszentrale für gesundheitliche Aufklärung (BzgA): Leitbegriffe der Gesundheitsförderung

Steinbach, H. (2015): Gesundheitsförderung. Ein Lehrbuch für die Pflege- und Gesundheitsberufe. 4., aktualisierte und überarbeitete Auflage. Wien: Facultas

Woltron, K. (2009): Die Perestroika des Kapitalismus. Ein Aufruf zum Systemwechsel. St. Pölten, Salzburg: Residenz

Links

http://www.euro.who.int/__data/assets/pdf_file/0006/129534/Ottawa_Charter_G.pdf (27.11.2015)

http://www.netzwerk-bgf.at/portal27/portal/bgfportal/content/contentWindow?contentid=10007.701059&action=2 (27.11.2015)

http://www.arbeitsinspektion.gv.at/AI/Gesundheit/Gesundheitsfoerderung/default.htm (27.11.2015)

http://www.bmg.bund.de/themen/praevention/betriebliche-gesundheitsfoerderung/best-practice-beispiele-im-ueberblick.html (27.11.2015)

http://www.fgoe.org/der-fonds/infos/BGF_gute_praxis_2014.pdf (27.11.2015)

http://www.luxemburger-deklaration.de/ (01.12.2015)

http://www.gesundearbeit.at/cs/Satellite?blobcol=urldata&blobheadername1=content-type&blobheadername2=content-disposition&blobheadervalue1=application%2Fpdf&blobheadervalue2=inline%3B+filename%3D%22Arbeitsbedingte_Erkrankungen.pdf%22&blobkey=id&blobnocache=false&blobtable=MungoBlobs&blobwhere=1342591067322&ssbinary=true&site=V02 (03.12.2015)

http://europe.vita-life.com/uploads/media/IGA-Report_HVBG_Hauptverband_Gewerbliche_Berufsgenossenschaften_Essen.pdf (03.12.2015)

Erst Feuer und Flamme, dann ausgebrannt und leer

Chronisches Stresserleben bei Pflegepersonen

Silvia Brunthaler

Einleitung

Für Pflegekräfte ist es notwendig, ein Gleichgewicht herzustellen zwischen mitfühlendem Verstehen einerseits und dem Bedürfnis, auch auf die eigenen Wünsche zu achten und sich selbst zu schützen, andererseits. Das Vermögen, mit- und einzufühlen, kann gleichzeitig Fluch und Segen sein: „Ohne Einfühlungsvermögen, also die Fähigkeit, einem anderen Menschen in seiner Persönlichkeit, in seinem Gefühlsleben, in seiner Gedankenwelt zu folgen, diese gleichsam zu erfassen und dieses sein Gegenüber auch spüren lassen zu können, wird Helfen nur eine technisierte, seelenlose Abfolge einer gelernten Mechanik sein." (Domnowsky, 2005, S. 13) Hier liegt aber auch schon der Fluch: Lassen sich Pflegekräfte zu sehr auf die Lebensgeschichten und Schicksalsschläge der kranken Menschen ein, ist die Gefahr groß, selbst darunter zu leiden, indem sie von diesem Gefühlsstrudel mitgerissen und in die Leere gezogen werden. Dieser Grat zwischen zu viel und zu wenig Empathie ist sehr schmal. Ist die Balance zwischen den Bedürfnissen der Patienten und den eigenen gestört, kann es zu chronischem Stresserleben und auch zu einem Burn-out-Syndrom kommen.

Die eine Seite des Pflegeberufes ist die Sinnerfüllung, die Befriedigung im Umgang mit Patienten, die auch immer wieder das Selbstwertgefühl festigt, weil es positiv erlebt wird, die eigene Kompetenz im pflegerischen Bereich zu spüren. Bei Heilungserfolgen können Pflegekräfte glücklich sein, positiv am Genesungsverlauf mitgearbeitet zu haben, und sich durch die daraus entstandene Nähe erfreut und bestätigt fühlen. Die andere Seite ist die Konfrontation mit zahlreichen Belastungen und auch traurigen, ja sogar traumatischen Situationen. Menschliche Schicksale wie beispielsweise schwere Unfälle, chronische Erkrankungen, Suizide usw. können Gefühle wie Sprach- und Hilflosigkeit provozieren. Die Patienten und deren Angehörige befinden sich meist in einem Zustand extremer physischer und psychischer Beanspruchung. Pflegekräfte sind somit tagtäglich mit besonderen Situationen und Reaktionen der Patienten konfrontiert.

Belastungen der Pflegepersonen

Resch (2003, S. 36) definiert Belastung als „die Gesamtheit aller erfassbaren Einflüsse, die von außen auf den Menschen zukommen und auf ihn einwirken. Beurteilt werden kann die Belastung nur über ihre unmittelbare Auswirkung im Individuum, die Beanspruchung. Unter Belastung werden nur die von außen auf einen Menschen zukommenden, mit der Aufgabe verbundenen Einflüsse verstanden. Sie sind für alle Personen, die diese Arbeitsaufgabe ausführen, gleich. Unter Beanspruchung wird die individuelle Wirkung der Belastung im Menschen verstanden; diese ist abhängig von den individuellen Fähigkeiten und Fertigkeiten und dem jeweiligen aktuellen Zustand des Individuums."

Die weltweit umfassendste Untersuchung beruflicher Belastungen bei Pflegpersonen wurde im Rahmen der NEXT-Studie durchgeführt (Nurse's Early Exit Study, n = 39.898 aus zehn europäischen Ländern, allerdings nicht Österreich) (vgl. Hasselhorn, Müller et al., 2005).

In Österreich wurden 1645 Pflegepersonen im Rahmen des Österreichischen Pflegeberichts (ÖBIG, 2006) mit dem Copenhagen Burnout Inventory befragt. Auf einer Skala von 1 bis 5 lagen bei diplomierten Gesundheits- und Krankenschwestern und -pflegern die Werte zwischen 1,98 und 2,13. Dadurch konnte gezeigt werden, dass die Belastung österreichischer DiplompflegerInnen im Vergleich zu jenen aus anderen europäischen Ländern relativ gering ist.

Im Rahmen des österreichischen Präventionsprojektes PFLEGEfit wurde festgestellt, dass nur wenige ÖsterreicherInnen einen Pflegeberuf ergreifen wollen, dass die durchschnittliche Verweildauer im Pflegeberuf drei bis vier Jahre beträgt sowie dass die Tendenz, nach einer Babypause wieder in den Beruf einzusteigen, gering ist. Zirka 50 Prozent des Pflegepersonals denkt an einen Arbeitsplatzwechsel, und jede siebente Diplomkrankenschwester überlegt, ganz aus ihrem Beruf auszusteigen (vgl. Hallström, 2004, S. 14).

Hallström (2004) beschreibt die Vielzahl der Belastungen des gehobenen Dienstes der Gesundheits- und Krankenpflege auf anschauliche Weise:

„Der Beruf ist zu stressig, bietet zu wenig Freizeit, die Arbeitszeiten sind unangenehm und der Verdienst ist schlecht; auch Karrieremöglichkeiten (fehlen), [...] der Pflegealltag ist körperlich und seelisch sehr anstrengend: Kranke müssen gehoben, gestützt und getragen werden; täglich sind Pflegende fremden Personen so nah wie meist nicht einmal den eigenen Familienangehörigen. Die dauernde Konfrontation mit Leid und Tod zehrt an den Kräften. Nacht-, Wochenend- und Schichtdienste bringen die natürlichen biologischen Rhythmen durcheinander." (Hallström, 2004, S. 14)

Laut Schröder, Schröder et al. (2003) treten psychische Belastungen wie Erschöpfungszustände, Gereiztheit, „Nicht-mehr-abschalten-Können" recht häufig auf. Mehr als die Hälfte der Pflegekräfte klagte über Nervosität und Schlafstörungen (vgl. S. 32 f.).

„Durch das Miterleben von traumatischen Situationen können Erinnerungen an eigene unbewusste Traumata wachgerufen werden, die lange vergessen oder verdrängt waren." (Schmidt, 2004, S. 95) Wird die Pflegeperson ständig mit traumatischen Erlebnissen konfrontiert, so drohen ihre kognitiven Schemata, die die Wahrnehmung ihrer Umwelt strukturieren, zu zerbrechen (vgl. Daniels, 2004, S. 256 ff.). „Die Reaktionen können sehr verschiedenartig sein und sich durch Verletzlichkeit, Unsicherheit, inneren Rückzug, Intellektualisierung, Überforderung, Empathiestress oder aufgesetzte Neutralität bemerkbar machen." (Schmidt, 2004, S. 95)

Konflikte unter Kollegen und mit Vorgesetzten gehören zu den größten Belastungsfaktoren. Mobbing tritt in Pflegeberufen überdurchschnittlich häufig auf. Weitere unmittelbare Belastungen sind Lärm, fehlendes Tageslicht und Hantieren mit gefährlichen Substanzen (vgl. Hausmann, 2014, S. 291).

In einer Studie von Wenderlein gaben knapp 75 % der befragten Pflegekräfte an, bei ihrer Arbeit fast immer oder häufig unter Zeit- und Leistungsdruck zu stehen (vgl. Wenderlein, 2005, S. 80). Es wird hohe Konzentration gefordert, und es herrscht großer Verantwortungsdruck.

Erschöpfungszustände, sowohl körperliche als auch psychische, haben bei Pflegekräften vielfältige Ursachen: Einerseits ist es die ständige Auseinandersetzung mit Krankheiten, Leiden und Tod, die zu einer starken emotionalen Belastung führen kann, anderseits sind es die Erwartungen von innen und außen sowie die Ziele einer optimalen Versorgung, die sich oft schwer in die Realität umsetzen lassen. Schlechte Nachweisbarkeit sowie geringe Erfolge an sich führen dazu, dass die große Verantwortung, die Pflegekräften übertragen wird, als enorme Last empfunden wird. Diese enorme Last – eine gewisse Erfolglosigkeit bei der Arbeit, aber auch Festgefahrenheit, Erstarrung oder Routine sowie der Verlust der Identifizierung mit dem eigenen Helferdasein – kann die Pflegekräfte erheblich belasten.

Untersuchung über die Belastungen des gehobenen Dienstes der Gesundheits- und Krankenpflege in niederösterreichischen Krankenhäusern

Die Fragestellung: „Ist das diplomierte Pflegepersonal von Palliativstationen weniger belastet als das interner Stationen?"

Methodik

Das Befragungsinventar bestand aus einem Begleitbrief, in dem über die Ziele der nachfolgenden Untersuchung informiert wurde, weiters aus einem Fragebogen, in dem einerseits demografische Daten wie Geschlecht, Alter, Wochenstundenanzahl, Berufsjahre, Familienstand erhoben wurden, andererseits nach Supervision, Intervision und subjektiven Belastungen gefragt wurde. Zusätzlich wurde ein valider, standardisierter Fragebogen (TICS = Trierer Inventar zum chronischen Stress) vorgegeben. Dieser 57-Item-Fragebogen misst verschiedene Arten von chronischem Stresserleben. Ihm liegt ein interaktionsbezogenes Stresskonzept zugrunde, demzufolge Stress durch die aktive Auseinandersetzung einer Person mit den Anforderungen ihrer Umwelt entsteht (vgl. Schulz, 2004, S. 8).

„Methodisch orientiert sich die Konstruktion des Fragebogens an folgenden Leitlinien: Subjektivität (Messung von Stresserleben), Chronizität (Erfassung von chronischem Stress über eine Häufigkeitsskalierung), Unspezifität (Erfassung von unspezifischen Belastungen, um chronischen Stress bei unterschiedlichsten Personen- bzw. Berufsgruppen erheben zu können), Transparenz (es werden nur Belastungen erfragt, die der Testperson in der Erinnerung zugänglich sind) und Komplexität (retrospektive Beurteilung der Häufigkeit von Belastungen über ein Zeitfenster von drei Monaten)." (Schulz, 2004, S. 8)

Für die Beantwortung der Items stehen jeweils fünfstufige Häufigkeitsratings zur Verfügung. Die Person soll beurteilen, wie häufig die angesprochenen Erfahrungen in den letzten drei Monaten gemacht wurden. Die Bearbeitungszeit beträgt 10 bis 15 Minuten, es wird jedoch keine Zeitbegrenzung vorgegeben.

Der TICS berücksichtigt neun Stressarten, die mithilfe der Stress-Skalen Arbeitsüberlastung, soziale Überlastung, Erfolgsdruck, Unzufriedenheit mit der Arbeit, Überforderung bei der Arbeit, Mangel an sozialer Anerkennung, soziale Spannungen, soziale Isolation und chronische Besorgnis erfasst werden.

Probanden

Zielgruppe der Untersuchung war der gehobene Dienst der Gesundheits- und Krankenpflege mit dreijähriger Ausbildung. Pflegehelfer mit ein- bzw. zweijähriger Ausbildung wurden von der Erhebung ausgeschlossen.

Die Datenerhebung erfolgte jeweils auf zwei Stationen – den Palliativstationen und den internen Stationen – in drei Krankenhäusern: Krems, Lilienfeld und Scheibbs. Diese Stationen verfügen insgesamt über 100 Mitarbeiter des gehobenen Dienstes der Gesundheits- und Krankenpflege.

Sowohl die Palliativstation als auch die interne Station eines vierten Krankenhauses wollten an dieser Untersuchung nicht teilnehmen.

Stichprobengewinnung

Die Untersuchungsleiterin kontaktierte die Pflegedienstleitungen vier niederösterreichischer Krankenhäuser und führte anschließend Gespräche mit den StationsleiterInnen, denen die Untersuchung im Zuge der Gespräche beschrieben wurde. Nachdem die StationsleiterInnen die Fragebögen besichtigt hatten, brachte die Autorin für alle Mitarbeiter ein Befragungsinventar mit (dieses bestand aus dem TICS-Fragebogen und einem weiteren, von der Autorin entwickelten Fragebogen sowie einem Kuvert) und übergab den jeweiligen StationsleiterInnen eine nicht zu öffnende Box zum anonymen Einwerfen der Fragebögen. Die Informations- und Motivationsphase verlief einerseits über telefonischen Kontakt mit den StationsleiterInnen, andererseits über persönliche Gespräche, aber auch über ein Schreiben mit den Erläuterungen, Anliegen und Zielen der Untersuchung, die die StationsleiterInnen an ihre MitarbeiterInnen verteilten. Die Pflegenden wurden danach gebeten, die Fragebögen eigenverantwortlich und auf freiwilliger Basis auszufüllen und anschließend in die Box, die von der Untersuchungsleiterin acht Wochen später abgeholt wurde, einzuwerfen.

Insgesamt wurden 70 Fragebögen in die Boxen eingeworfen. In diesem Datensatz sind 43 Bögen von MitarbeiterInnen interner Stationen und 27 von MitarbeiterInnen von Palliativstationen erfasst. Die Rücklaufquote ist gut, sie liegt bei internen Stationen bei 76,7 % und bei Palliativstationen bei 61,3 %. Insgesamt betrug die Rücklaufquote 70 %.

Stichprobenbeschreibung

Geschlecht

Von den 70 Befragten waren 62 Frauen (88,5 %), 7 Männer (10 %) und ein Teilnehmer gab das Geschlecht nicht an (1,4 %).

Auf internen Stationen sind 4 (9,3 %) Männer angestellt, auf Palliativstationen 3 (11,1 %), ein Teilnehmer gab das Geschlecht nicht an (1,4 %).

Alter

Die jüngste Pflegeperson auf einer internen Station war 23, die älteste 53 Jahre. An den Palliativstationen war die jüngste Pflegeperson 24, die älteste 48 Jahre. Der Altersdurchschnitt an internen Stationen betrug 38,47 Jahre, an Palliativstationen 36,12 Jahre.

Dienstjahre insgesamt

Die MitarbeiterInnen von internen Stationen haben 1 bis 33 Dienstjahre (Mittelwert 16,23 Dienstjahre), die MitarbeiterInnen der Palliativstationen 1 bis 25 Dienstjahre (Mittelwert 12,48 Dienstjahre).

Jahre auf Station

Die MitarbeiterInnen der internen Stationen arbeiteten zwischen 0,5 und 33 Jahren auf dieser Station (Mittelwert 11,91), die MitarbeiterInnen der Palliativstationen waren zwischen 0,1 und 8 Jahren auf dieser Station (Mittelwert 3,46) beschäftigt.

Wochenstundenzahl

Es zeigte sich, dass auf Palliativstationen 26,92 % der MitarbeiterInnen bis 20 Stunden pro Woche arbeiten, hingegen nur 10,25 Prozent der MitarbeiterInnen von internen Stationen. Auf internen Stationen arbeiten 58,97 Prozent 31 bis 40 Wochenstunden, auf Palliativstationen lediglich 38,46 Prozent. Es fällt also auf, dass die MitarbeiterInnen der internen Stationen eine höhere Wochenstundenzahl aufweisen.

Supervision

Während nur 5 MitarbeiterInnen (11,62 %) von internen Stationen angaben, in Supervision zu gehen, nahmen alle MitarbeiterInnen von Palliativstationen regelmäßig an Supervision teil.

Ergebnisse

Fragebogen

Die MitarbeiterInnen wurden zusätzlich zum standardisierten Fragebogen TICS gefragt: „Was empfinden Sie bei Ihrer Tätigkeit als große Belastung?" Zur Auswahl standen die Items

- zu wenig Zeit;
- körperliche Belastung;
- psychische Belastung;
- Dokumentationspflicht;
- Dienstzeit;
- Gespräche mit Angehörigen;
- Sonstiges.

Die Ergebnisse gestalten sich folgendermaßen:

70 % der MitarbeiterInnen der internen Stationen gaben an, zu wenig Zeit zu haben, bei den Palliativstationen sind es 19,23 %.

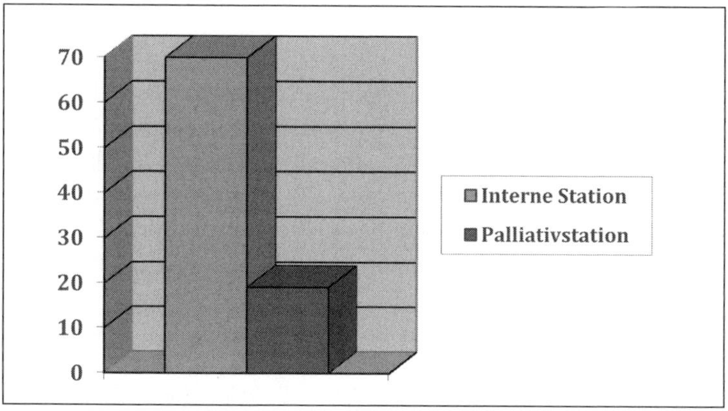

Abb. 1: „zu wenig Zeit"

52,5 % der MitarbeiterInnen von internen Stationen sind körperlich belastet, bei den Palliativstationen sind es 11,53 %.

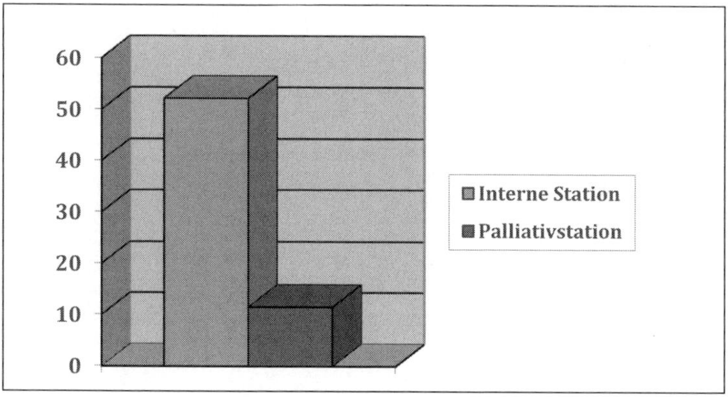

Abb. 2: körperliche Belastungen

Bei den psychischen Belastungen gaben die MitarbeiterInnen der Palliativstationen höhere Werte an: 57,69. Die Mitarbeiter der internen Stationen gaben 52,5 % an. Durch die Dienstzeit fühlen sich die Mitarbeiter der Palliativstationen weniger belastet, ebenso wie durch Gespräche mit Angehörigen.

Während psychisch kranke und demenzerkrankte Menschen sowie deren Angehörige auf internen Stationen als belastend erlebt werden und Personalmangel beklagt wird, fühlen sich die MitarbeiterInnen der Palliativstationen durch die Sterbebegleitung von jungen PatientInnen belastet.

Ergebnisse des TICS

- *Arbeitsüberlastung (UEBE)*
  Arbeitsüberlastung bedeutet hier, wenn eine Person berichtet, sehr viele Alltags- und/oder Berufsanforderungen (Leistungsanforderungen) erfüllen zu müssen, und dies als „Zuviel" erlebt. Dabei wird die quantitative Arbeitsüberlastung hervorgehoben. Die Person fühlt sich nicht durch die Komplexität der Aufgaben überfordert, sondern durch die Menge der Aufgaben, die in einer bestimmten Zeit zu erledigen sind (vgl. Schulz, 2004, S. 13).
  Es zeigt sich ein signifikanter Unterschied zwischen den MitarbeiterInnen dieser Stationen. Die MitarbeiterInnen der internen Stationen erleben weit mehr Arbeitsüberlastung (t = 54,32) als ihre Kollegen an Palliativstationen (t = 48,59), deren Wert sogar unter dem Mittelwert liegt.

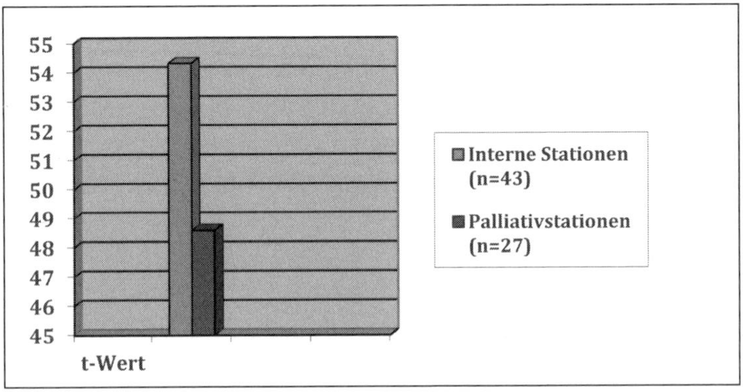

Abb. 3: Arbeitsüberlastung

- *Soziale Überlastung (SOUE)*
  Sind soziale Anforderungen wie interpersonelle Kontakte, Beziehungsanforderungen und soziale Interaktionen sehr groß, wird das als soziale Überlastung erlebt. In diesem Fall meint die Person, sich zu lange, zu häufig und zu intensiv mit den Problemen anderer Menschen auseinandersetzen zu müssen, über die Maßen für andere verantwortlich zu sein, sich zu viel um das Wohl anderer zu kümmern und sich ständig auf die Bedürfnisse anderer einstellen zu müssen. Es wird nicht das soziale Engagement an sich, sondern das Zuviel an Verantwortung und Fürsorge zur Last (vgl. Schulz, 2004, S. 14).

Auch im Bereich der sozialen Überlastung wird deutlich, dass die MitarbeiterInnen der internen Stationen mehr an Verantwortung und Fürsorge für PatientInnen erleben (t = 59,09). Beide Gruppen liegen über dem Mittelwert und fühlen sich stärker sozial belastet, jedoch liegen die MitarbeiterInnen der Palliativstationen in einem wesentlich niedrigeren Bereich (t = 55,74).

- *Erfolgsdruck (ERDR)*
  Erfolgsdruck verspüren die MitarbeiterInnen dann, wenn die Nichtbewältigung einer Anforderung schwere negative Konsequenzen nach sich zieht, sodass bei der Bearbeitung der Aufgabe auf gar keinen Fall Fehler gemacht werden dürfen. Die Personen meinen, dass sie unter Druck, der entweder selbst- oder fremdverursacht ist, stehen und erfolgreich sein müssen sowie auch die Erwartungen auf jeden Fall erfüllen sollen (vgl. Schulz, 2004, S. 14).
  Der Erfolgsdruck auf internen Stationen ist leicht höher (t = 52,51) als auf Palliativstationen (t = 49,37), bewegt sich jedoch um den Mittelwert.
- *Unzufriedenheit mit der Arbeit (UNZU)*
  Man erlebt Arbeitsunzufriedenheit, wenn man Aufgaben erfüllen muss, die man innerlich ablehnt oder nur ungern macht, weil sie nicht den eigenen Interessen entsprechen. Es ist keine Eigenmotivation gegeben und man muss sich zwingen, diesen Verpflichtungen nachzugehen. Dies kann eintreten, wenn Aufgaben erledigt werden müssen, bei denen man auf Widerstand stößt, weil sie den Interessen anderer nicht entsprechen, oder wenn vorhandene Fähigkeiten nicht beansprucht werden können (vgl. Schulz, 2004, S. 14).
  Die Arbeitsunzufriedenheit ist auf internen Stationen zwar höher, liegt jedoch dennoch im Mittelbereich (t = 51,81). Die MitarbeiterInnen der Palliativstationen sind mit ihrer Arbeit sehr zufrieden und erfüllen Aufgaben, die den eigenen Interessen entsprechen (t = 46,81).
- *Überforderung bei der Arbeit (UEFO)*
  Personen berichten von Arbeitsüberforderungen, wenn sie bei der Bewältigung der Alltagsaufgaben zu viele Fehler machen und die erwartete Leistung nicht erzielen können, obwohl sie sich intensiv bemühen. Die Erfahrung des erfolglosen Bemühens und des Scheiterns macht den Stress aus. Als Ursache kann eine Diskrepanz zwischen der Anforderungskomplexität und den aufgabenbezogenen Qualifikationen angesehen werden (vgl. Schulz, 2004, S. 14).

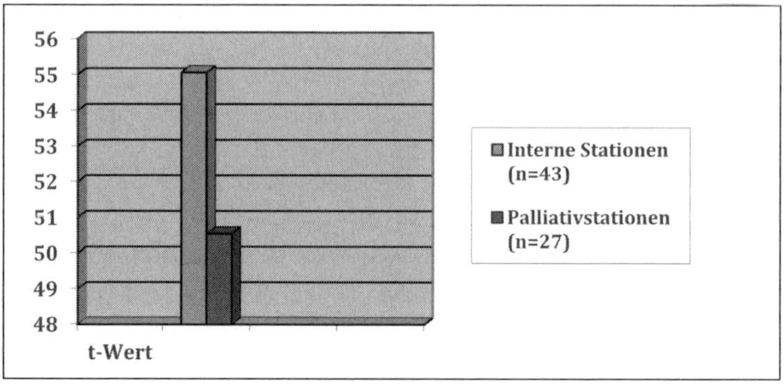

Abb. 4: Überforderung bei der Arbeit

Die MitarbeiterInnen der internen Stationen fühlen sich deutlich überfordert bei ihrer Arbeit und erleben eine Diskrepanz zwischen den Anforderungen und ihren Möglichkeiten (t = 55,06). Bei Pflegekräften der Palliativstationen liegt der Wert im Mittelbereich (t = 50,55).

- *Mangel an sozialer Anerkennung (MANG)*
  Auch unbefriedigte Bedürfnisse können zu Stress führen, ebenso wie dies auch bei einer Anstrengung, die nicht belohnt wurde, der Fall sein kann. Von Stress als Mangel an Anerkennung oder gar sozialer Zurückweisung berichten Menschen dann, wenn sie trotz intensiver Beanspruchung die erwarteten sozialen Gratifikationen nicht erhalten. Dazu zählt in erster Linie die soziale Anerkennung in verschiedenen Formen: Respekt, Anerkennung, Machtzuwachs, Statusverbesserung, Anteilnahme, Zuspruch, Arbeitsplatzsicherheit, Lob usw. Das Fehlen von Anerkennung kann Stress auslösen (vgl. Schulz, 2004, S. 14).
  Während die MitarbeiterInnen der Palliativstationen in keinster Weise einen Mangel an sozialer Anerkennung verspüren (t = 47,25), liegt der Wert an internen Stationen leicht über dem Mittelwert (t = 52,46).

- *Soziale Spannungen (SOZS)*
  Soziale Spannungen werden meist dann erlebt, wenn mit Nachdruck versucht wird, Handlungspläne zu verwirklichen, die im Gegensatz zu den Plänen anderer stehen, mit denen man kooperieren muss oder von denen man abhängig ist. Diese Konflikte können sich in Form von Streitereien, zwischenmenschlichen Spannungen, Meinungsverschiedenheiten oder anderen offenen und verdeckten Auseinandersetzungen ausdrücken (vgl. Schulz, 2004, S. 15).
  Weder an internen Stationen (t = 48,62) noch an Palliativstationen (t = 42,37) werden soziale Spannungen erlebt. Streitereien, Meinungs-

verschiedenheiten und Auseinandersetzungen dürften eine untergeordnete Rolle spielen oder es wird adäquat damit umgegangen.

- *Soziale Isolation (SOZI)*
  Eine Person erlebt sich dann als sozial isoliert, wenn eher selten stattfindende soziale Kontakte subjektiv einen Mangel oder eine Belastung darstellen, was nicht immer der Fall sein muss. Es ist jedoch auch möglich, dass man sich sozial isoliert fühlt, obwohl ausreichend Kontakte vorhanden sind und umgekehrt. Soziale Isolation ist deshalb ein bedeutender Stressfaktor, weil dadurch wichtige soziale Ressourcen wie Unterstützung, Anregung, Ermutigung, Zuneigung oder Bestätigung aus der Sicht des betroffenen Menschen nicht oder nur unzureichend zur Verfügung stehen (vgl. Schulz, 2004, S. 15).
  Es fällt auf, dass die MitarbeiterInnen von internen Stationen mehr soziale Isolation empfinden, jedoch dennoch im Mittelbereich liegen (t = 49,30). An Palliativstationen werden sehr viele Sozialkontakte erlebt, was für die Betroffenen eine Ressource darstellt (t = 45,85).

- *Chronische Besorgnis (SORG)*
  Sorgen können als internale Quelle von Stress angesehen werden. Macht sich eine Person Sorgen, kann das zwei Ursachen haben: Belastungen können so ausgeprägt sein, dass sich die Person Sorgen macht, sie nicht bewältigen zu können, was stressverstärkend wirken kann. Andererseits kann eine Person auch zu erhöhter Besorgnis im Sinne einer Persönlichkeitsdisposition neigen, was zur Konsequenz hat, dass bereits „normale" Belastungen Sorgen auslösen. Hier wirken Sorgen stresserzeugend (vgl. Schulz, 2004, S. 15).
  Der Bereich der chronischen Besorgnis ist bei MitarbeiterInnen der internen Stationen stärker ausgeprägt, auch wenn dieser Wert noch unter dem Mittelwert liegt (t = 48,51). Die Mitarbeiter der Palliativstationen machen sich entweder weniger Sorgen über zukünftige Ereignisse oder neigen von ihrer Persönlichkeitsdisposition weniger dazu (t = 46,85).
  Diesem Fragebogen liegt auch eine Screening-Skala zu chronischem Stress bei. Nach dieser Skala ist eine Person dann gestresst, wenn sie sich viele Sorgen macht, überlastet und überfordert ist und keine Anerkennung für ihre Anstrengungen erhält (vgl. Schulz, 2004, S. 15 f.).
  Auch hier zeigt sich, dass der Wert bei den MitarbeiterInnen der internen Stationen höher ist (t = 52,65) als bei den MitarbeiterInnen der Palliativstationen (t = 49,25).

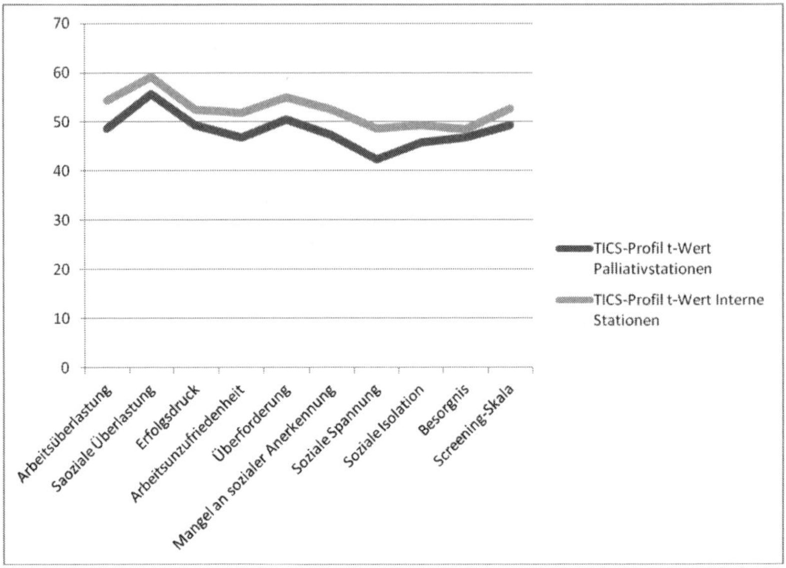

Abb. 5: TICS-Profil beider Stationen

Diskussion

Bei der vorliegenden Untersuchung wurden die Belastungen des gehobenen Dienstes der Gesundheits- und Krankenpflege auf internen Stationen und Palliativstationen verglichen. Es wurde die Hypothese aufgestellt, dass die MitarbeiterInnen von Palliativstationen weniger belastet sind als die MitarbeiterInnen von internen Stationen.

Die Untersuchung hat ergeben, dass die MitarbeiterInnen der Palliativstationen in jedem der genannten Bereiche weniger Belastung aufweisen als die MitarbeiterInnen der internen Stationen. Besonders deutlich zeigte sich dies im Bereich der sozialen Überlastung, wo beide Stationen über dem Mittelwert liegen, jedoch die MitarbeiterInnen der internen Stationen eindeutig stärker den Eindruck haben, sich zu lange, zu häufig und zu intensiv mit den Problemen ihrer PatientInnen auseinanderzusetzen und sich für andere verantwortlich zu fühlen.

Auch fühlen sich die Pflegekräfte der internen Stationen eindeutig stärker überfordert bei der Arbeit. Als Ursache kann eine Diskrepanz zwischen der Anforderungskomplexität und den aufgabenbezogenen Qualifikationen angesehen werden. Dies mag unter anderem daran liegen, dass auf internen Stationen mehrere PatientInnen mit Sekundärdiagnosen wie Demenz, psychischen Erkrankungen oder Alkoholismus liegen, wofür das Pflegepersonal weder ausreichend qualifiziert ist noch die nötigen Zeitreserven zur Verfügung hat. Die MitarbeiterInnen der internen Stationen gaben dies auch als eine der häufigsten Belastungen an. Als weiterer Überforderungsgrund an internen Stationen kann der im Vergleich zu Palliativstationen gewaltig differierende Personalschlüssel angesehen werden. Während auf einer Palliativstation 1,4 Vollzeitpfleger pro Patient zur Verfügung stehen, sind es auf einer internen Station nur ca. 0,5. Dies kann sich phasenweise noch verschlechtern, da öfter kurzfristig zusätzliche Patienten aufgenommen werden müssen, was auf Palliativstationen nicht der Fall ist. Gaben bei der Befragung 70 % der Pflegekräfte von internen Stationen „zu wenig Zeit" als Belastungsgrund an, waren es an Palliativstationen lediglich 19,23 %. Dies steht sicherlich in engem Zusammenhang mit dem unterschiedlichen Personalschlüssel.

Gerade die Tatsache, dass der gehobene Dienst der Gesundheits- und Krankenpflege von Palliativstationen mehr auf die eigenen Bedürfnisse achtet, wie beispielsweise durch Supervision und Intervision, führte neben anderen Bedingungen zur Hypothese, dass diese Pflegekräfte weniger belastet sind. Auch sind die MitarbeiterInnen von Palliativstationen verpflichtet, innerhalb von drei Berufsjahren die Palliative-Care-Ausbildung im Ausmaß von mindestens 160 Stunden zu absolvieren. Durch diese Ausbildung sind sie höher qualifiziert, werden dadurch auch sicherer im Umgang mit Patienten und Angehörigen, aber auch mit sich selbst. Dies zeigt sich im Bereich der sozialen Anerkennung. Während die Pflegekräfte der internen Stationen einen Mangel an sozialer Anerkennung ($t = 52{,}46$) erleben, fühlen sich die Pflegekräfte der Palliativstationen sozial anerkannt ($t = 47{,}25$). Dies mag einerseits daran liegen, dass an internen Stationen mehr Stress durch Überforderung erlebt wird, andererseits aber auch daran, dass durch die verbesserte Ausbildung, die speziellere Patientengruppe, die eventuell auch höhere Reflexionsfähigkeit durch Supervision und den höheren Personalschlüssel die Pflegekräfte der Palliativstationen weniger Stress empfinden und sich dadurch auch sozial anerkannter fühlen. Auch erhalten sie mehr Bewunderung, Respekt, Achtung und Anerkennung von den Angehörigen, den PatientInnen und der Allgemeinbevölkerung, weil sie sich tagtäglich mit sterbenden Menschen und deren Bedürfnissen auseinandersetzen und diese Tatsache höheres Ansehen genießt. Durch die häufigere Intervision und Supervision lernen die Pflegekräfte der Palliativstationen sicherlich auch mehr, sich selbst und ihre KollegInnen anzuerkennen und den hohen Wert ihrer Arbeit zu schätzen.

Bei dieser Studie zeigte sich, dass mehr MitarbeiterInnen an Palliativstationen teilzeitbeschäftigt waren, während die Pflegekräfte an internen Stationen hauptsächlich Vollzeit arbeiteten. Auch dieser Effekt mag dazu beitragen, dass sich die MitarbeiterInnen der internen Stationen aufgrund ihrer geringeren Freizeit- und Erholungsmöglichkeiten belasteter fühlen. Diese Ergebnisse sind vergleichbar mit der Studie von Maunz (1997, 1999), bei der Fortbildungen, Supervision und eine geringere Wochenstundenzahl mit geringeren Burn-out-Werten korrelieren.

Auffällig war, dass der Faktor „Angst" bei der Teilnahme an der Untersuchung vonseiten der MitarbeiterInnen des gehobenen Dienstes der Gesundheits- und Krankenpflege groß war. Sowohl die MitarbeiterInnen einer internen wie auch einer Palliativstation eines Krankenhauses wollten an dieser Untersuchung nicht teilnehmen. An einer weiteren Station gab es viele Diskussionen, ob es gut sei, die Fragebögen auszufüllen, denn wenn das Pflegepersonal geringe Belastungen aufweise, könnten sich möglicherweise die Arbeitsbedingungen verschlechtern oder könnte das Ausmaß der Anforderungen steigen.

Möglicherweise spiegelt sich der Faktor „Angst" auch an der unterschiedlichen Rücklaufquote beider Stationen wider. Während 76,7 % der Mitarbeiter von internen Stationen die Fragebögen ausfüllten, nahmen lediglich 61,3 % der Mitarbeiter von Palliativstationen teil. Auch hier könnte die Befürchtung dahinterstecken, dass den MitarbeiterInnen von Palliativstationen eventuell mehr Aufgaben übertragen würden, falls bei der Untersuchung herauskäme, dass sie weniger belastet wären.

Das Konzept beider Stationen ist unterschiedlich: Auf internen Stationen überwiegt der kurative, also auf Heilung ausgerichtete Ansatz, auf Palliativstationen der palliative, also der auf Schmerzlinderung und Symptomkontrolle bei unheilbar erkrankten Menschen ausgerichtete Ansatz. Palliative Pflege gehört laut Kulbe (2008) zu den Arbeitsgebieten, die verstärkend sinngebend sind.

„Viele sehen in der palliativen Pflege vor allem das Menschliche, das hier im Vordergrund steht, etwa die Bedürfnisorientierung am Sterbenden, die verstärkte psychosoziale Komponente. […] Zahlreiche Pflegende, die jahrelang kurativ, unter Zeitdruck und Personalmangel gearbeitet haben, wünschen sich verstärkt eine ‚andere' Pflege, in der sie auch Potentiale wie Kreativität, Spiritualität oder Gesprächsführung einbringen können." (Kulbe, 2008, S. 108 f.)

Für viele bedeutet die Begleitung sterbender Menschen eine Herzensarbeit. Auch die Belastungen sind ganz andere als für die MitarbeiterInnen interner Stationen. Dieses Thema wirft viele neue Fragestellungen auf, und es wäre von Interesse, dies auch zu untersuchen und genauer hinzusehen. Interessant wäre die Fragestellung, ob Supervision und regelmäßige Intervision dazu beitragen könnten, mit belastenden Situationen anders umzugehen. Oder verursacht der Faktor Zeit diesen Unterschied? An Palliativstationen ist es aufgrund der höheren Dienstpostenanzahl pro Patient einfacher, auf den Patienten einzugehen, seine Bedürfnisse zu erfüllen und auch selbst das Gefühl zu haben, für den Patienten wirklich da zu sein. An internen Stationen sind Gespräche aufgrund der vielen anderen Anforderungen schwer möglich. Oder ist es der unterschiedliche Ansatz? Auf internen Stationen steht der Faktor Heilung an oberster Stelle, was auch Druck für die Mitarbeiter bedeutet. Gilt Sterben als Versagen? Muss nicht alles getan werden, um das Sterben zu verhindern? Dieser Druck fällt an Palliativstationen weitgehend weg, weil die Patienten erst aufgenommen werden, wenn sie an einer unheilbaren Erkrankung leiden und Heilung nicht mehr möglich ist.

Grenzen der Studie

Die Ergebnisse der vorliegenden Untersuchung sind überraschend positiv, sowohl bei den MitarbeiterInnen von internen Stationen als auch – und ganz besonders – bei jenen an Palliativstationen. Es stellt sich die Frage, ob diese niedrigen Belastungswerte an der Auswahl der Probanden oder am verwendeten Erhebungsinstrument liegen könnten. Diese Untersuchung beruht auf einer Selbsteinschätzung der diplomierten Pflegekräfte. Dabei könnten beispielsweise Faktoren wie Unterschiede hinsichtlich subjektiv empfundener Belastungen eine Rolle spielen. Ab wann werden bestimmte Beanspruchungen als Belastung bzw. welche Belastungen werden als „normal“ erlebt?

Ein Kritikpunkt könnte auch sein, dass viel mehr Mitarbeiter von internen Stationen (43 Mitarbeiter interner Stationen, 27 Palliativstationen) an der Untersuchung teilnahmen und dass dort auch die Rücklaufquote höher war. Auch hätte die Anzahl der Probanden generell höher sein können. Die Untersuchungsdurchführung erlaubt es leider nicht, Angaben über die Nichtteilnehmer zu machen.

Ausblick

Es erscheint in Anbetracht der gewonnenen Ergebnisse sinnvoll, auch den MitarbeiterInnen der internen Stationen mehr präventive Ressourcen wie beispielsweise Supervision oder zusätzliche Ausbildungen anzubieten.

Auch sollte die Zusammenarbeit zwischen der Forschung, der Praxis und den diplomierten Gesundheits- und Krankenschwestern/-pflegern verstärkt werden, um zukünftig adäquate Programme zur Prävention, aber auch zur Bewältigung von chronischem Stresserleben bereitzustellen und evaluieren zu können.

Literatur

Berndt, Ch. (2013): Resilienz. Das Geheimnis der psychischen Widerstandskraft. München: dtv

Daniels, J. (2004): Sekundäre Traumatisierung von Pflegern und Pflegerinnen. Psych-Pflege, 10, S. 256–260

Domnowsky, M. (2005): Burnout und Stress in Pflegeberufen. 2. Auflage. Hannover: Brigitte Kunz

Hallström, I. (2004): AUVA-Präventionsprojekt PFLEGEfit. Sichere Arbeit, 3, S. 14-17

Hausmann, C. (2014): Psychologie und Kommunikation für Pflegeberufe. 3. Auflage. Wien: Facultas

Hasselhorn, H. M./Müller, B. H. (2005): Berufsausstieg bei Pflegepersonal. Arbeitsbedingungen und beabsichtigter Berufsausstieg bei Pflegepersonal in Deutschland und Europa. Bremerhaven: Wirtschaftsverlag NW

Kulbe, A. (2008): Sterbebegleitung – Hilfen zur Pflege Sterbender. München: Urban & Fischer

Maunz, S. (1999): Führung und Burnout – Burnoutprävention durch Erhöhung der Führungsqualität? Psychologie in Österreich, 19, S. 164–166

ÖBIG (2006): Österreichischer Pflegebericht. Wien: Österreichisches Institut für Gesundheitswesen

Resch, M. (2003): Analyse psychischer Belastungen. Bern: Hans Huber

Schmidt, B. (2004): Burnout in der Pflege. Stuttgart: Kohlhammer

Schröder, H./Schröder, Ch. (2003): Palliativstationen und Hospize in Deutschland. Belastungserleben, Bewältigungspotential und Religiosität der Pflegenden. Eine psychologische Forschungsstudie der Universität Leipzig

Schulz, P./Schlotz, W. (2004): Trierer Inventar zum chronischen Stress. Göttingen: Hogrefe

Der schwierige Patient

Gerhard Schröder

Jede Person, die in der Versorgung oder Pflege von Menschen tätig ist, kennt diese spezielle Kategorie: den schwierigen Patienten.

Damit hat man begrifflich eine Steigerung des Wortes „unangenehmer Patient“. Quasi den Super-Gau! Nachfolgend werden wir uns den Merkmalen eines schwierigen Patienten widmen, den Ursachen des Phänomens, warum einige Menschen im Team diesen Patienten als schwierig erleben, andere aber nicht, und schließlich werden wir anhand der Ursachen sowohl Möglichkeiten aufzeigen, wie man auch mit „schwierigen Patienten“ umgehen kann, als auch Möglichkeiten, wie man dem schwierigen Patienten in Zukunft am besten vorbeugen kann.

Frau L. – die Besserwisserin

Frau L. ist 68 Jahre alt und leidet seit mehr als 30 Jahren an Krampfadern. „Das liegt in der Familie“, sagt sie und verweist auf ihre Mutter, die ständig offene Beine hatte. Bei ihr ist das rechte Bein seit mehr als sechs Jahren immer wieder offen. Doch seit zwei Jahren heilt die Wunde nicht mehr zu. Mitunter geht fürchterlicher Wundgeruch davon aus, und seit der letzten Entzündung vor rund sechs Monaten ist es mit dem Gehen immer schlechter geworden. Dadurch kann sie für den Verbandwechsel nicht mehr zum Hausarzt kommen. Deshalb wird Frau L. von einem ambulanten Pflegedienst versorgt. Doch sobald die Pflegeperson bei ihr klingelt, geht's los: „Haben Sie denn überhaupt Ahnung? Oder sind Sie auch eine von denen, die Hygiene für nicht so wichtig halten?“, überhäuft Frau L. die nichtsahnende Pflegekraft mit provokanten Fragen oder auch Beschuldigungen: „Wegen euch war mein Bein entzündet, und jetzt kann ich nicht mehr richtig gehen!“ Ähnlich verläuft der Verbandwechsel: „Sie müssen erst das öffnen, dann das andere. ... Nehmen Sie nur die Creme, die andere vertrage ich nicht. ... Sie machen das falsch, das muss anders gewickelt werden.“

Im Team des Pflegedienstes gilt Frau L. als „Besserwisserin“ und als extrem schwierige Patientin. Die meisten Pflegekräfte sind froh, wenn sie Frau L. nicht versorgen müssen. Einige Pflegekräfte kommen aber anscheinend mit ihr zurecht; sie beklagen sich nicht und finden Frau L. „nicht so schlimm“.

Herr W. – der Aufdringliche

Herr W. ist 64 Jahre alt und seit zwei Jahren nicht mehr berufstätig. Er ist seit mehr als 20 Jahren Diabetiker und hat nun seit rund fünf Jahren mit den Füßen Probleme. Er ignoriert seine Krankheit allerdings gerne – vor allem seine Fußprobleme –, weil er an dem Fuß nicht viel spürt. Seit einer Woche ist Herr W. nun stationär in einer Klinik, weil der Fußknochen befallen ist und er operiert werden soll. Täglich wird die Fußwunde von den Schwestern verbunden. Doch allmählich möchte das keine der anwesenden Schwestern mehr durchführen, denn bei jedem Verbandwechsel kommt es zu eindeutig sexuellen Anspielungen: Erst gibt Herr W. Kommentare über die Brüste, den Po oder andere Körperstellen der Schwestern ab, zwischendurch streichelt er mitunter das Hinterteil der verbindenden Schwester oder grapscht nach den Brüsten; einmal hat er seinen Penis präsentiert. Die Schwestern haben sich darüber beim Oberarzt beschwert, der auch ziemlich deutlich mit Herrn W. gesprochen hat, doch viel hat sich nicht verändert. Er gilt als extrem schwieriger Patient.

Herr S. – der Stille

Herr S. ist 48 Jahre alt und hat einen Schlaganfall erlitten. In der Reha-Klinik soll er wieder „fit" gemacht werden. Herr S. lässt zwar die Maßnahmen über sich ergehen, doch selber tut er nichts. Er lässt sich hängen, sagt nicht viel und macht einen depressiven Eindruck. In vielen Situationen weint er. Von den Therapeuten darauf angesprochen, sagt er aber nichts dazu. Die Pflegenden sind der Meinung, dass er überhaupt nicht mitmacht und man nicht an ihn herankommt.

Was ist ein schwieriger Patient?

Aus diesen drei Beispielen wird deutlich, welche unterschiedlichen Eigenschaften ein schwieriger Patient haben kann: Er ist die Spitze des „unangenehmen" Patienten. Schwierige Patienten versucht man zu meiden. In Interviews mit Pflegenden wurde erkennbar, welche Gemeinsamkeit die „Schwierigkeit" ausmacht: Als Pflegender fühlt man sich machtlos, der Situation und konkret dem „schwierigen" Patienten ausgeliefert. Man verliert die Kontrolle über die Handlung. Dies kann bei Patienten der Fall sein, die aktiv etwas tun, so wie bei Herrn W., der sexuelle Begierden offen zeigt und lebt, oder wie bei Frau L., die mit allen Pflegenden meckert und unzufrieden ist, sogar alles besser weiß. Es gibt aber auch Patienten wie Herrn S., der mit seiner negativen Einstellung, seinen depressiven Zügen und seinem ständigen Weinen zwar passiv ist, die Pflegenden stimmungsmäßig aber mit „runterzieht".

Gibt es tatsächlich „schwierige" Patienten oder bilden sich Therapeuten und Pflegende das nur ein?

„Es gibt ihn, es gibt ihn nicht ..."

Mit dieser Aussage formuliert Kowarowsky (2012) die provokante Feststellung, dass es *den* schwierigen Patienten - quasi als Diagnose - nicht gibt. Also: Einen psychopathologischen Patienten, der schwierig ist – und demzufolge einer Psychotherapie bedarf – gibt es nicht. Vielmehr wird das Schwierige an einem Patienten von den Therapeuten als schwierig wahrgenommen. Interessanterweise meist nicht von allen Therapeuten gleich. So gibt es immer wieder schwierige Patienten, mit denen andere Therapeuten „normal" zurechtkommen. Kowarowsky zieht daraus den Schluss, dass es *den* schwierigen Patienten nicht gibt, sondern dass der schwierige Patient immer in einer Interaktion zwischen Therapeuten und Patienten entsteht. Das heißt, wir haben es beim „schwierigen" Patienten mit einem Kommunikationsphänomen zu tun – welches zwischenmenschlichen Ursprungs ist.

Linus Geisler (1992) zufolge gibt es Faktoren, die dazu beitragen, dass ein Patient eher als schwierig empfunden wird:

Je länger die Krankheitsdauer, desto eher wird die Beziehung als schwierig empfunden. Deshalb ist zu erwarten, dass zahlreiche Patienten mit chronischen Wunden oder generell mit chronischen Krankheiten eine lange Krankheitsdauer haben und demzufolge im Laufe der Behandlung eher als „schwierig" eingestuft werden. Dies liegt vor allem an den Erfahrungen, die der Patient im Laufe seiner Krankheitsbehandlung sammelt: Je öfter die Wunde verbunden wird, desto eher werden schlechte Erfahrungen gemacht. Der Verband wird dann z. B. ruppig entfernt, sodass zusätzlich Schmerzen ausgelöst werden. Gehäufte Schmerzäußerungen führen dazu, dass die Therapeuten allmählich „genervt" sind und die Schmerzen nicht mehr ernst nehmen. So ist auch der Einsatz von Placebo abhängig von der Dauer der Schmerzbehandlung. Zusätzlich wird der Patient „erfahrener" - er vergleicht, bekommt aber auch Sicherheit durch feste Rituale oder Abläufe, etwa eines Verbandwechsels. Durchbricht eine neue Kraft diese Rituale, wird der Patient dies eher als beängstigend erleben. Aber mit der Krankheitserfahrung sinkt auch die Toleranzgrenze des Patienten für „Fehler" oder Abweichungen. Parallel dazu steigt die Nähe und Vertrautheit zu den Pflegenden oder anderen

Therapeuten. Vielleicht ist man inzwischen schon beim Du? Man legt die Verantwortung und jede Hoffnung in die Hand des Betreuenden, wenn eine Grundbasis des Vertrauens vorhanden ist. Besonders bei chronischen Krankheiten entsteht im Laufe der Zeit Ungeduld, warum die Krankheit immer noch besteht, kaum Besserung oder sogar Verschlechterung eintritt. Morgan und Cheadle (1972) konnten in einer Studie feststellen, dass Pflegeteams das eigene Geschlecht eher als schwierig betrachteten als das andere Geschlecht. Dies weist wohl darauf hin, dass dem fremden Geschlecht gegenüber größerer Respekt vorhanden ist als dem eigenen Geschlecht gegenüber – zumindest bei vielen Menschen unbewusst.

„Das Phänomen ‚schwieriger Patient' muss als Symptom und nicht als unliebsame Störung des klinischen Alltags verstanden werden, wenn es gelingen soll, auch solche Patienten durch Gespräche und andere Maßnahmen befriedigend zu führen." (Geisler, 1992)

Der Idealpatient – wünsch Dir was?

Wenn es also den schwierigen Patienten in der Praxis scheinbar gibt, muss es nach den Vorstellungen der Therapeuten auch einen Idealpatienten geben. Nach Rohde sieht der Idealpatient folgendermaßen aus:

- riecht gut;
- passt sich den persönlichen, arbeitsspezifischen Bedürfnissen des Personals an;
- erkennt die Autorität der Therapeuten an und unterwirft sich widerstandslos allen Anordnungen und Maßnahmen;
- verzichtet auf alle störenden Eigenarten und Bedürfnisse;
- zeigt Vertrauen und Dankbarkeit;
- antwortet ehrlich, rückhaltlos und umfassend, aber nur, wenn er gefragt wird, sagt selber jedoch nichts, wenn er nicht gefragt wird
- ist mit dem Maß an Kommunikation zufrieden, das ihm zugebilligt wird;
- nimmt Hilfe dankbar an.

Verhaltensweisen des „schwierigen" Patienten

Hingegen wird der „schwierige" Patient gekennzeichnet durch folgende Verhaltensweisen:

- fragt zu viel;
- stellt zu viele oder zu hohe Forderungen;
- ist aggressiv;
- ist undankbar;

- ist misstrauisch;
- kritisiert zu viel;
- nimmt Hilfe nicht an;
- hält die therapeutischen Anweisungen nicht ein.

Hartenstein (2007) hat die vorliegenden Studien, Metaanalysen und Erfahrungsberichte ausgewertet und dabei festgestellt, dass von den zahlreichen Verhaltensmöglichkeiten von schwierigen Patienten das „Fordern" sowie das Heischen nach Aufmerksamkeit als besonders belastend und schwierig erlebt werden. Daraus erwachsen die Problemfelder Aggression und Gewalt von schwierigen Patienten, also Situationen, die mit hoher Emotionalität auf beiden Seiten – von Therapeuten und Patienten – einhergehen.

Pflegende und Therapeuten erleben als besonders belastend Situationen, in denen man „nicht weiß, was man machen soll". Gemeint sind hier Verhalten in Bezug auf Aggressionen, Forderungen oder Sich-Verschließen. Also alles Dinge, die nicht viel mit Fachlichkeit, sondern mit Interaktion zu tun haben.

Noch schwieriger wird die Situation, wenn die Rahmenbedingungen zusätzlich belasten: Wenig Personal, wenig Zeit für die Patienten, Zeitdruck – von Leitungskräften oder Ärzten – und vor allem ein schlechtes Klima oder gar Konflikte im Team steigern die Reizbarkeit der einzelnen Therapeuten.

„Je schwieriger sich der Patient verhält, desto mehr liebevoller Zuwendung bedarf er." (V. Denny Yuson-Sanchez, zitiert nach Kowarowsky, 2012, s. Internet-Quelle)

Nach Geisler (1992) löst der schwierige Patient innere Widerstände aus; er hemmt den Tagesablauf, kostet viel Zeit und frustriert letztlich Ärzte und Pflegepersonal.

Reaktionen auf schwierige Patienten

Schwierige Patienten lösen bei Therapeuten Blockaden bis hin zur Ablehnung aus. Mitunter wird in Teams zunächst darum gerungen, die anderen Teammitglieder dafür zu gewinnen, den Patienten auch als schwierig anzusehen. Ist man sich innerhalb des Teams „einig", dass der Patient schwierig ist – und somit die Ursache für die Störungen darstellt –, hat dies im zweiten Schritt fatale Folgen: Statt nach Lösungen im Kommunikationsstil oder gar in der Empathie zu suchen, erfolgt genau das Gegenteil. Die erste Etappe der Reaktion ist dann die Vermeidung. Verschiedene Beobachtungsstudien zeigen, dass die Kontakte abnehmen, wenn es sich um schwierige Patienten handelt. Man geht seltener und kürzer zum schwierigen Patienten. Wenn einzelne Mitglieder des Teams den Patienten gar nicht als so schwierig ansehen, werden sie eher zu ihm geschickt. Doch das ist noch nicht alles.

Hartenstein (2007) schreibt in ihrer Arbeit, dass es sogar zu „Bestrafungen" schwieriger Patienten kommen kann. In Interviews berichteten Pflegende, dass man bei schwierigen Patienten mitunter – vielleicht sogar unbewusst – Pflegemaßnahmen „vergisst". Im Bereich der Schmerzmitteltherapie werden bei schwierigen Patienten eher Placebo eingesetzt oder die Gabe der Schmerzmittel wird hinausgezögert. Ärzte, die der schwierige Patient fordert, werden nicht oder später gerufen. Kurz: Man hört gerne „weg". In einzelnen Fällen wurde darüber berichtet, dass bei aggressiven Patienten Pflegemaßnahmen grober durchgeführt werden; etwa das Punktieren oder das Legen eines Blasenkatheters wurden hier genannt.

Benötigen schwierige Patienten Hilfe und betätigen sie den Schwesternruf, wird mitunter länger gewartet, bis jemand zum Patienten geht und ihm Hilfe zukommen lässt. Bei körpernahen Handlungen wie Waschen und Intimpflege wird auch berichtet, dass das Einhalten der ethischen Grundwerte – also die Berücksichtigung der Scham – mitunter missachtet wird.

Diese Beispiele lassen nichts Gutes erahnen. Es wird deutlich, dass der Aufbau einer Kaskade vermieden werden muss, weil man sich sonst „gegenseitig hochschaukelt". Die Schwierigkeiten werden dadurch jedoch nicht abgebaut, sondern eher noch verstärkt.

Umgang mit schwierigen Patienten als Erfolgsparameter

Es bleibt natürlich die Frage zu stellen, was man als Einrichtung davon hat, wenn man sich mit dem Problem des „schwierigen Patienten" auseinandersetzt und vor allem Lösungswege anstrebt.

Neben höherer Zufriedenheit des Personals und auch Zeitersparnis – denn Patienten, die nicht schwierig sind, benötigen weniger Zeit – zeigen Ergebnisse aus Umfragen zur Patientenzufriedenheit, nach welche Kriterien Patienten den Behandlungserfolg bewerten. Was glauben Sie, welches Kriterium ist das wichtigste für Patienten?

Wahrscheinlich tippen Sie auf „Besserung der Beschwerden/der Krankheit"? Diese Kategorie landete auf Platz 12.

Freundlichkeit des Personals? Weit gefehlt, diese Kategorie belegte den letzten Platz.

Die drei häufigsten Kategorien sind:
1. Platz: Sich verstanden fühlen
2. Platz: Informationen über Behandlungsmöglichkeiten
3. Platz: Informationen über Selbsthilfe
(Ärzte Zeitung vom 14.2.2012)

Anleitung zum Schwierigwerden

Wie oben bereits gezeigt wurde, ist der schwierige Patient in der Regel nicht per se schwierig, sondern wird in der Interaktion als schwierig erlebt. Sind die Rahmenbedingungen – etwa Zeitdruck – belastend, kann durch kleine Interaktionsstörungen in den Antworten der Therapeuten schnell gereiztes Verhalten gegenüber den PatientInnen erkennbar werden. „Man schaukelt sich schnell gegenseitig hoch."

Das heißt, die Etikette „schwieriger Patient" kann mitunter bereits durch kurze Sequenzen entstehen und steigert sich wie eine automatisch ablaufende Spirale.

Natürlich muss an der Stelle auch betont werden, dass es Patienten gibt, die bereits zu Beginn äußerst gereizt, aggressiv oder fordernd erscheinen. Die entscheidende Frage dabei ist jedoch: Wie reagiert man dann?

Dem Schwierigen vorbeugen – aber wie?

Wenn der „schwierige Patient" nicht geboren wird, sondern in der Interaktion entsteht, kann also vorgebeugt werden. Der Schlüssel ist demzufolge Kommunikation.

Geisler (1992) betont deshalb, dass man sich klarmachen muss, dass „… das Phänomen schwieriger Patient häufig nur deshalb schwierig erlebt wird, weil er auf ein Behandlungsteam mit inadäquaten Erwartungen trifft."

1. Schritt:
Grundsätzlich muss im ersten Schritt deshalb die Sichtweise verändert werden: Den schwierigen Patienten nicht als psychopathologisch ansehen, sondern das Schwierige als Symptom verstehen!

2. Schritt:
Auf dieser Grundlage ist es möglich, im zweiten Schritt nach Ursachen des „Schwierigen" zu suchen.

Ein Anteil ist bei den Persönlichkeitsaspekten in der aktuellen Situation zu suchen. Menschen reagieren meist sehr unterschiedlich. So bleibt der eine vor einer großen Operation gelassen und ruhig, der andere „dreht fast durch". Die Persönlichkeit zu erkennen und zu akzeptieren, ist deshalb eine wichtige Voraussetzung. Ändern können wir die Persönlichkeit nicht, wir müssen damit klarkommen!

Menschen reagieren meist „schwierig", wenn sie unter Druck geraten oder „in die Ecke gestellt werden". Einer der häufigsten Gründe für „schwieriges Verhalten" sind fehlende Informationen. Denken Sie an einen Zahnarztbesuch: Werden die Schritte erklärt, kann man leichter das Gefühl der „Steuerbarkeit" entwickeln. Dabei sind der Bedarf an Informationen und das Niveau, auf dem sie gegeben werden, natürlich sehr unterschiedlich ausgeprägt.

Fehlende Informationen können häufig Angst auslösen, die wiederum zu irrationalen Handlungen führt.

Grundsätzlich hat jeder Mensch das Recht auf Information, was mit ihm geschieht.

Weiterhin sollte im Team versucht werden, die möglichen Motive für das Verhalten des Patienten herauszufinden und zu verstehen. Man muss sich dabei aber klar machen, dass die von uns gedachten Motive des Patienten nicht jene sein müssen, die der Patient wirklich hat. Hier beginnen die Vorurteile.

Im Gegenzug sollte im Team jedoch auch überlegt werden: Welche Motive haben wir bei diesem Patienten?

3. Schritt:
Machen Sie sich immer klar, dass jeder schwierige Patient nicht nur schwierig ist. Suchen Sie die positiven Seiten des Patienten und stärken Sie diese positiven Seiten.

4. Schritt:
Eine wertschätzende, empathische Kommunikation muss die Grundlage für den Respekt gegenüber dem Patienten sein. Dazu gehören Gedanken wie:

- Ich biete dem Patienten meine Hilfe an;
- er muss die Hilfe aber nicht annehmen;
- ich achte ihn als Person;
- er darf ängstlich, misstrauisch, ärgerlich, hoffnungslos, abweisend und uneinsichtig sein;
- ich erwarte keine Einsicht des Patienten in seine Unzulänglichkeit;
- ich bin bereit, gangbare Wege zu gehen.

(modifiziert nach Kowarowsky, 2012)

Dazu gehört auch, dass im Team bei Auftreten der Begrifflichkeit „schwieriger Patient“ diese Bezeichnung vermieden werden soll: den Ärger von Kollegen verstehen, aber nicht „mitspielen“.

Im Umgang mit „schwierigen“ Patienten sollte es deshalb wichtiger sein, zuzuhören und Verständnis zu zeigen, als selber zu reden! Der Patient muss spüren, dass er vorurteilslos angenommen wird. Unsere Grundeinstellung spüren besonders chronisch Kranke sehr schnell!

5. Schritt:
Letztlich sollte in einem Gespräch mit den beteiligten Therapeuten eine Metaebene eingenommen werden: Es geht darum, zu versuchen zu verstehen, warum es zu dieser schwierigen Situation gekommen ist.

In machen Fällen wird auch deutlich, dass es sich um Missverständnisse oder um die Wahrnehmung unterschiedlicher Wirklichkeiten handelt.

Evidenzbasiert oder was?

Der Frankfurter Chirurg Bernd Hontschik schrieb 2013 in den Eröffnungsworten zum Chirurgentag in Nürnberg:

> „Auf die Frage, wie es ihm gehe, antwortete Karl Valentin einmal: ‚Mein Magen tut weh, die Leber ist geschwollen, die Füße wollen nicht so recht, das Kopfweh hört auch nicht mehr auf, und wenn ich von mir selber reden darf: Ich fühle mich auch nicht wohl.‘ Wenn ich der behandelnde Arzt von Karl Valentin wäre, hätte ich fünf Leitlinien zu Rate zu ziehen: die Leitlinie Magenschmerzen, die Leitlinie Hepatomegalie, die Leitlinie Fußschmerzen, die Leitlinie Kopfschmerzen, und eine fünfte Leitlinie, die jetzt aber eigentlich „Karl Valentin“ heißen müsste und die es so natürlich nicht gibt, gar nicht geben kann.“

Die Arzt-Patient-Beziehung ist ein einmaliger und unwiederholbarer Vorgang, sie ist das Zentrum unserer Arbeit. Mit den ersten vier Leitlinien käme jeder Handwerker mit medizinischer Halbbildung zurecht, mit der fünften nur ein Arzt.

Schlussgedanken

Sehr nachdenklich hat mich die Geschichte der Wundheilung einer bis dahin nicht heilenden Wunde gebracht. Hontschik berichtet darüber: Ein relativ junger Patient hat sich mit einer Kettensäge den Oberschenkel schwer verletzt. Als Folge bleibt eine nicht heilende Wunde. Schließlich kommt das

Ehepaar in die Praxis von Hontschik, weil sie von ihm „so viel Gutes gehört" hätten. Hontschik kann jedoch keine klassischen Wundheilungsstörungen feststellen, merkt aber, dass an dem Verhalten und den Gesprächen etwas Seltsames ist: Die Ehefrau berichtet fast freudig über die Wunde, betrachtet jede Granulationsinsel liebevoll wie ihr eigenes Kind. Letztlich lässt Hontschik das Ehepaar durch eine seiner erfahrenen Krankenschwestern versorgen. Nach einigen Wochen beginnt die Wunde sich zu verkleinern. Als Hontschik Wochen später von der Krankenschwester hinzugezogen wird, um den Erfolg zu sehen, erblickt er eine ernste, besorgte Frau, die ihm die fast nur noch halb so große Wunde zeigt. Den Ernst der Frau bei dieser Wundheilung kann Hontschik nicht kommentarlos stehen lassen und sagt, dass sich beide wohl demnächst ein anderes Spielzeug würden suchen müssen, wenn sie es weiter so interessant im Leben haben wollten. Die Frau ist erschüttert, nimmt ihren Mann und verlässt verärgert die Praxis – beide kommen nicht mehr zurück.

Jahre später kommt der Mann alleine, ohne Frau, wegen einer anderen Verletzung in die Praxis. Er wirkt depressiv und niedergeschlagen. Die ursprüngliche Wunde am Bein ist verheilt, aber seine Ehe inzwischen geschieden. Denn die Wunde als Beziehungsgrund war verschwunden und die Ehe scheiterte.

Nun könnte man die Frage stellen: Ist das ein Erfolg oder ein Misserfolg? Die Wunde zu, der Mann geschieden und depressiv? An dem Beispiel fällt eines besonders auf: Es ist die kommunikative Beziehung, die eine entscheidende Rolle auch in der Wundversorgung spielt.

Hontschik schreibt dazu als Abschluss sehr bewegende Worte:

„Schon bei den Überlegungen zum Placebo tauchte die Frage auf, ob nicht vielleicht der Arzt selbst wie ein Medikament wirken könne? Sowohl als Placebo wie auch als Nocebo. Mein Patient mit der Wundheilungsstörung und wahrscheinlich noch mehr seine Ehefrau hatten mich eher als Nocebo denn als Placebo erlebt. Der Psychoanalytiker Michael Balint prägte in den fünfziger Jahren für diese potenzielle ärztliche Rolle den Begriff der ‚Droge Arzt' und forderte, dass man über diese Droge genauso forschen müsse wie über jedes andere Mittel auch."

Literatur

Duxbury, J. (2002): Umgang mit „schwierigen“ Klienten – leicht gemacht. Bern: Hans Huber

Fehr, G. (1998): Der „schwierige Patient“ – Phänomen oder Konstrukt? Eine Untersuchung mit der Erkenntnistheorie des Radikalen Konstruktivismus. Diplomarbeit HöFa II: Bern

Geisler, L. (2008): Arzt und Patient – Begegnung im Gespräch. Frankfurt am Main: PMI

Geisler, L. S. (2007): Das Gespräch mit dem alten Patienten. Anästhes Intensivmed Notfallmed Schmerzth, 2, S. 146–148

Hartenstein, A. (2007): „Schwierige Patienten“ – wie Pflegenden sie sehen. 28. Workshop Medizinethik: Schwierige Patienten im Krankenhaus

Hontschik, Bernd (2006): Körper, Seele, Mensch: Versuch über die Kunst des Heilens. Suhrkamp Taschenbuch: Berlin.

Kowarowsky, G. (2012): Der schwierige Patient. http://www.der-schwierige-Patient.de (22.01.2016)

Rogers, C. (2000): Der personenzentrierte Ansatz. http://www.carlrogers.de (22.01.2016)

Schröder, H. (2011a): Der schwierige Patient. Referat am Wundkongress Bremen, 12.05.2011

Schröder, H. (2011b): Was ist therapeutische Kommunikation? Referat am Wundkongress Bremen, 12.05.2011

Autorinnen und Autoren

Günter G. Bamberger

Diplom-Psychologe und Fachpsychologe für Arbeits-, Betriebs- und Organisationspsychologie (BDP); psychologischer Berater in freier Praxis.

Kontakt:
Günter Bamberger
Obere Schillerstr. 45
D-72076 Tübingen
www.coachwalk.de

Mag. Silvia Brunthaler, MSc.

Studium der Pädagogik und Psychologie, Ausbildung in Palliative Care, akademische Expertin für Psychotraumatologie, Krisenintervention und Stressmanagement. Mehrjährige Erfahrung in der Betreuung psychisch kranker Menschen, derzeit Lehrbeauftragte an mehreren Studiengängen der Fachhochschule und Donau-Universität Krems, Referentin an mehreren Bildungsinstituten im Gesundheitsbereich, Supervisorin.

Anja Dautel

Gesundheits- und Krankenpflegerin, Gesundheitsförderin B.A., tätig am PIZ, Marienhospital Stuttgart.

Kontakt:
piz@vinzenz.de

Johanna Gossens

Krankenpflegerin, Pflegewissenschaftlerin und seit dem Beginn der Aufbauphase über mehrere Jahre im ersten Patienten-Informations-Zentrum in Deutschland am Klinikum Lüdenscheid beschäftigt. Mitglied im Vorstand des Netzwerks Patienten- und Familienedukation in der Pflege e. V., begleitete beratend den Aufbau von weiteren pflegegestützten Beratungszentren an deutschen Krankenhäusern.

Kontakt:
johanna.gossens@klinikum-luedenscheid.de

Sylvia Guth-Winterink

Zentrale Pflegedienstleiterin, Pro homine Krankenhäuser Wesel/Emmerich. Krankenpflegerin, mehrjährige Berufserfahrung im Stations- und Funktionsdienst, Stationsleitung, Weiterbildung zur Pflegedienstleitung sowie Leitung einer Krankenpflegeschule und Beauftragte Innerbetriebliche Fortbildung. Seit 1990 in Leitender Funktion, seit 2013 Zentrale Pflegedienstleitung. Im Rahmen des berufsbegleitenden Studiums (2004 Abschluss des BBA, Steinbeiß Berlin) Planung und Implementierung des heutigen PIZ.

Kontakt:
Sylvia.Guth-Winterink@prohomine.de

Kontakt PIZ:
Maria.Droste@prohomine.de

Romana Eva Jurkowitsch

BSc., Gesundheits- und Pflegeexpertin, Pflegepädagogin und DGKS (SAB Nierenersatztherapie). Advanced Nursing Practice (Gesundheitswissenschaften) an der IMC FH Krems (Ö), Schwerpunkt Pflegeentwicklung und Patientenedukation. Seit 2015 Masterstudium Digital Healthcare an der FH St. Pölten (Ö). Mitglied der Sektion BIS – Beratung, Information, Schulung – Deutsche Gesellschaft für Pflegewissenschaft und des Netzwerks Patienten- und Familienedukation in der Pflege e. V. Freiberufliche Referentin an mehreren österreichischen Bildungsinstitutionen und Autorin. Eigene Praxis für die Versorgung von Menschen mit chronischen Wunden sowie Patienten- und Angehörigenedukation.

Kontakt:
romana.jurkowitsch@gmx.at
http://www.romanajurkowitsch.net/

Petra Kozisnik, BSc

FH-Dozentin Department Gesundheit, Fachhochschule St. Pölten (Ö)
ANP, Pflegepädagogin, Studentin der Pflegewissenschaften an der Universität Wien, diplomierte Gesundheits- und Krankenschwester

Kontakt:
petra.kozisnik@fhstp.ac.at

Regina Mayle

Gesundheits- und Krankenpflegerin, Pflegepädagogin (B.A.), Praxisanleiterin, Tätigkeit am PIZ, Marienhospital Stuttgart.

Kontakt:
piz@vinzenz.de

Gerhard Schröder

Nach der Ausbildung zum Krankenpfleger Fachweiterbildung zur Anästhesie und Intensivpflege, dann Lehrer und Pflegedienstleiter. Weiterbildung in Psychologie, Einzel- und Gruppensupervisor. An den Journalistenschulen in Berlin und München Ausbildung zum Print-Journalist, in Berlin beim PR-Kolleg zum PR-Berater (DAPR). Studium der Erziehungswissenschaft, Psychologie und Philosophie. Leitet seit 17 Jahren die Akademie für Wundversorgung, größer Anbieter von Wundqualifizierungen.

Tanja Segmüller

Pflegewissenschaftlerin (MScN, BScN), Dozentin im Gesundheitswesen, Krankenschwester an der Hochschule für Gesundheit in Bochum. Sprecherin und Mitbegründerin der Sektion Beratung, Information und Schulung der Deutschen Gesellschaft für Pflegewissenschaft, Mitbegründerin des Beratungsansatzes Wittener Werkzeuge.
http://www.dg-pflegewissenschaft.de/2011DGP/sektionen/klinische-pflege/bis-beratung-information-schulung

Kontakt:
Hochschule für Gesundheit
Gesundheitscampus 6–8
D-44801 Bochum
tanja.segmueller@hs-gesundheit.de

Martina Signer (vorm. Steinbeiß)

DGKS, Sonderausbildung für leitende OP- und Ambulanzschwestern, Teilnahme an der 1. Sonderausbildung zur Kontinenz- und Stomaberaterin in Innsbruck, Ausbildung zur Diplomierten Sexualberaterin und Sexualpädagogin (Lehrgangsleitung Prof. Mag. Dr. Rotraud A. Perner), Sexualmedizinische Grundausbildung bei Dr. Elia Bragagna. Tätig im Krankenhaus der Barmherzigen Schwestern (onkologischer Schwerpunkt) in Linz und in freier Praxis. Fachpublikationen und Referententätigkeit im In- und Ausland.

Kontakt:
martina.signer@bhs.at

Mag.[a] Herlinde Steinbach, MSc

Akad. Lehrerin für Gesundheits- und Krankenpflege, Pflegepädagogik, Pflegewissenschaft, Gesundheitsförderung.

Kontakt:
herlinde.steinbach@wienkav.at

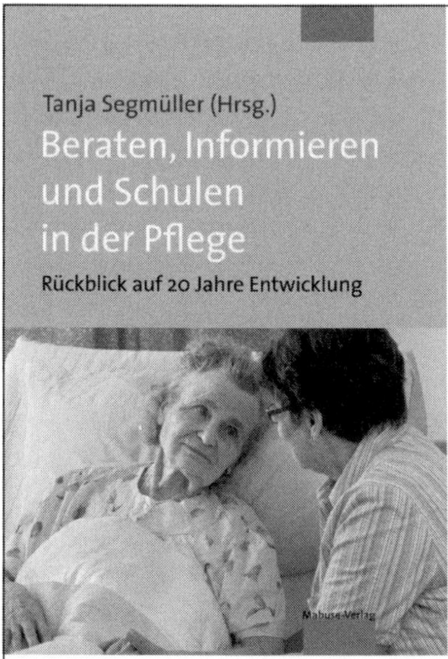

Tanja Segmüller (Hrsg.)

Beraten, Informieren und Schulen in der Pflege

Rückblick auf 20 Jahre Entwicklung

Mabuse 2015, 255 Seiten, broschiert
ISBN: 9783863212919

Zur Bewältigung einer Erkrankung sind Austausch und Weitergabe von gesundheitsbezogenem Wissen an PatientInnen und Angehörige essenziell. Pflegende haben den engsten Kontakt zu den Kranken – eine bessere Gesprächskultur würde die Versorgungsqualität enorm erhöhen. Stattdessen finden Gespräche zwischen Pflegenden und PatientInnen kaum noch statt.
Dieses Buch setzt dieser Entwicklung etwas entgegen: Es stellt Konzepte zur Verbesserung der pflegerischen Interaktionsarbeit vor, die in den letzten Jahren im Umfeld des Netzwerks Patienten- und Familienedukation in der Pflege e.V. und am Department Pflegewissenschaft der Universität Witten/Herdecke entwickelt wurden. Anhand kurzer Fallbeispiele wird die gesamte Bandbreite an Problemen in der Folge einer Krankheit oder einer Pflegebedürftigkeit veranschaulicht.